Kohlhammer

Der Autor

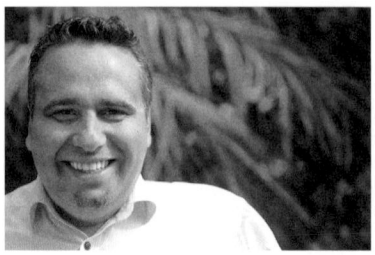

Jörg Kußmaul, Doktorand, M. A., Diplom-Pflegewirt (FH), FASI, TQM-Auditor, examinierter Krankenpfleger und Autor weiterer Publikationen.

Kontakt:
info@joergkussmaul.de
www.joergkussmaul.de

Jörg Kußmaul

Die modulare Pflegevisite

Ein Instrument zur Qualitätssicherung
von Pflege- und Betreuungsleistungen
mit statistischer Auswertung
für den Pflegeprozess

2., erweiterte und
aktualisierte Auflage

Verlag W. Kohlhammer

Dieses Werk einschließlich aller seiner Teile ist urheberrechtlich geschützt. Jede Verwendung außerhalb der engen Grenzen des Urheberrechts ist ohne Zustimmung des Verlags unzulässig und strafbar. Das gilt insbesondere für Vervielfältigungen, Übersetzungen, Mikroverfilmungen und für die Einspeicherung und Verarbeitung in elektronischen Systemen.

Die Wiedergabe von Warenbezeichnungen, Handelsnamen und sonstigen Kennzeichen in diesem Buch berechtigt nicht zu der Annahme, dass diese von jedermann frei benutzt werden dürfen. Vielmehr kann es sich auch dann um eingetragene Warenzeichen oder sonstige geschützte Kennzeichen handeln, wenn sie nicht eigens als solche gekennzeichnet sind.

Es konnten nicht alle Rechtsinhaber von Abbildungen ermittelt werden. Sollte dem Verlag gegenüber der Nachweis der Rechtsinhaberschaft geführt werden, wird das branchenübliche Honorar nachträglich gezahlt.

Piktogramme

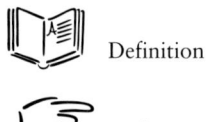

Definition

Ziel

2., erweiterte und aktualisierte Auflage 2018

Alle Rechte vorbehalten
© W. Kohlhammer GmbH, Stuttgart
Gesamtherstellung: W. Kohlhammer GmbH, Stuttgart

Print:
ISBN 978-3-17-031987-5

E-Book-Formate:
pdf: ISBN 978-3-17-031988-2
epub: ISBN 978-3-17-031989-9
mobi: ISBN 978-3-17-031990-5

Für den Inhalt abgedruckter oder verlinkter Websites ist ausschließlich der jeweilige Betreiber verantwortlich. Die W. Kohlhammer GmbH hat keinen Einfluss auf die verknüpften Seiten und übernimmt hierfür keinerlei Haftung.

Inhalt

Vorwort		9
1	**Grundlegende Begriffsklärungen**	**13**
	1.1 Annäherung an den Qualitätsbegriff	13
	1.2 Indikatoren zur Qualitätsbestimmung	13
2	**Ansätze zur Beschreibung der Qualität**	**15**
	2.1 Begriffsdefinitionen der Qualität	15
	2.2 Qualitätsdefinition nach DIN EN ISO	15
	2.3 Das Kategorienmodell nach Avedis Donabedian	16
	2.3.1 Strukturqualität	17
	2.3.2 Prozessqualität	17
	2.3.3 Ergebnisqualität	18
3	**Qualitätsmanagement**	**19**
	3.1 PDCA-Zyklus	19
	3.2 Definition von Qualitätssicherung	21
	3.3 Instrumente der Qualitätssicherung	22
	3.4 Interne und externe Qualitätssicherung	22
	3.5 Qualitätsmanagementhandbuch	23
	3.6 Fazit	24
4	**Pflegevisiten**	**25**
	4.1 Allgemeine Formen und Definitionen von Pflegevisiten im zeitlichen Verlauf	25
	4.2 Kritische Betrachtungen	27
	4.3 Ziele der Pflegevisite und deren pflegewissenschaftliche Sichtweise	27
	4.4 Definition der Pflegevisite aus der Sichtweise des Qualitätsmanagements	28
5	**Mybes Wohnbereichs- und Pflegedokumentationsvisite**	**30**
	5.1 Ziele der Mybes Wohnbereichs- und Pflegedokumentationsvisite	30
	5.2 Inhaltlicher Aufbau	30
	5.3 Anforderungen an den Visiteur	32
	5.4 Vorstellung empirischer Studienergebnisse	32

6	**Die interne Pflegevisite**	34
6.1	Ziele der internen Pflegevisite	34
6.2	Inhaltlicher und konzeptbasierter Aufbau	35
6.3	Inhaltliche Themenbereiche zu den Fragestellungen	37
6.4	Anforderungen an den Visiteur	37
7	**Empirischer Vergleich**	39
7.1	Empirischer Vergleich zwischen der Mybes Wohnbereichs- und Pflegedokumentationsvisite und der internen Pflegevisite	39
8	**Entwicklung der modularen Pflegevisite**	41
8.1	Ziele der modularen Pflegevisite	41
8.2	Definition der modularen Pflegevisite	42
8.3	Inhaltlicher Aufbau	43
8.4	Empfehlungen an die Qualifizierung des Visiteurs	45
8.5	Einsatzgebiete und Anwendungsform	46
8.6	Download der modularen Pflegevisite	48
9	**Anwendung der modularen Pflegevisite**	49
9.1	Beispielhafte Projektplanung zur Einführung der modularen Pflegevisite	49
9.2	Exemplarische Festlegung des Reglements zur modularen Pflegevisite im Qualitätsmanagementhandbuch	51
9.3	Definition und Klassifikation des kritischen Befunds	53
9.4	Auswahl der Module bzw. Modulpakete	54
9.5	Beschreibungen der Einzelmodule	58
9.5.1	Modul 1: Direkte Pflege	59
9.5.2	Modul 2: Stammdaten	63
9.5.3	Modul 3: Anamnestische Beschreibung	65
9.5.4	Modul 4: Assessment der Gefährdungspotenziale, Risikobereiche und Prophylaxen	66
9.5.5	Modul 5: Biografiearbeit	74
9.5.6	Modul 6: Pflegeplanung	75
9.5.7	Modul 7: Pflegebericht und Pflegedokumentation	78
9.5.8	Modul 8: Ärztliche und therapeutische Verordnungen	79
9.5.9	Modul 9: Vitalzeichen und Nachweisprotokolle	81
9.5.10	Modul 10: Demenz	82
9.5.11	Modul 11: Freiheitsentziehende Maßnahmen	83

		9.5.12 Modul 12: Kommunikation und Orientierung	84
		9.5.13 Modul 13: Aktivierung und Beschäftigung	86
		9.5.14 Modul 14: Sterbebegleitung und Seelsorge	86
		9.5.15 Modul 15: Aufnahme und Integration in die stationäre Pflegeeinrichtung	88
		9.5.16 Modul 16: Nationaler Expertenstandard »Dekubitusprophylaxe in der Pflege«	90
		9.5.17 Modul 17: Nationaler Expertenstandard »Sturzprophylaxe in der Pflege«	93
		9.5.18 Modul 18: Nationaler Expertenstandard »Förderung der Harnkontinenz in der Pflege«	95
		9.5.19 Modul 19: Nationaler Expertenstandard »Schmerzmanagement in der Pflege bei akuten Schmerzen«	96
		9.5.20 Modul 20: Nationaler Expertenstandard »Schmerzmanagement in der Pflege bei chronischen Schmerzen«	98
		9.5.21 Modul 20: Nationaler Expertenstandard »Pflege von Menschen mit chronischen Wunden«	100
		9.5.22 Modul 22: Nationaler Expertenstandard »Ernährungsmanagement zur Sicherstellung und Förderung der oralen Ernährung in der Pflege«	103
		9.5.23 Modul 23: Nationaler Expertenstandard »Erhaltung und Förderung der Mobilität in der Pflege«	106
		9.5.24 Modul 24: Strukturierte Informationssammlung (SIS)	107
	9.6	Durchführung der modularen Pflegevisite	111
	9.7	Handlungsaufträge als Maßnahmenbeschreibung zur Behebung der kritischen Befunde	112
	9.8	Festlegung von Verantwortlichkeiten und Zielterminen	112
	9.9	Statistische Auswertung und Erhebung der Kennzahlen	113
	9.10	Ergebnisauswertung und -besprechung	117
10		Bedeutung und Darstellung der Kennzahlen aus der modularen Pflegevisite	118
Nachwort			120
Literatur			121

Vorwort

Stationäre und ambulante Pflegeeinrichtungen werden seit 2009 entsprechend den Pflegetransparenzvereinbarungen (PTVS, PTVA) im Rahmen der Verpflichtungen aus dem Pflege-Weiterentwicklungsgesetz (PfWG § 115 Abs. 1a SGB XI) nach einheitlichen und gleichen Qualitätsmaßstäben durch den extern prüfenden Medizinischen Dienst der Krankenkassen (MDK) bewertet. Die Ergebnisqualität der Pflege- und Betreuungsleistungen sowie die Qualitätssicherung sind somit in den zentralen Fokus gerückt und haben damit einen neuen wichtigen Stellenwert erhalten. Diese Entwicklung ist zu begrüßen.

Pflegeeinrichtungen mit einem hohen Qualitätsniveau sollten sich hervorheben können. Die Veröffentlichung der Prüfungsergebnisse »Pflege-TÜV« in der Bundesrepublik Deutschland führte erstmals zu einer begrenzten Vergleichbarkeit der Pflege- und Betreuungsqualitäten. Der voreilig vom ehemaligen Gesundheitsminister Philipp Rösler eingeführte »Pflege-TÜV« konnte jedoch die Erwartungen an die Messgenauigkeit und die Zuverlässigkeit keineswegs erfüllen. Die Mehrheit der Pflegeeinrichtungen hatte Ergebnisse zwischen gut und sehr gut.

Obwohl die handwerklichen Mängel offensichtlich waren und dies durch wissenschaftliche Evaluationsstudien sowie Expertenmeinungen aufzeigt wurde, hat die Politik und der MDK an dem Bewertungssystem maßgeblich für lange Zeit festgehalten. Gesundheitsminister Hermann Gröhe hat nun die Evaluation und Entwicklung eines neuen Prüfungssystems in Aussicht gestellt.

Ein Blick über den Tellerrand hinaus könnte helfen. International liegen bereits seit Jahren gute Erfahrungen mit systematischen und einheitlichen Bewertungen von Pflegeeinrichtungen vor. In Großbritannien werden neben dem Auditbericht auch Erfüllungsgrade vergeben. In den USA, Kanada und Neuseeland zum Beispiel finden die Prüfungen basierend auf den verlässlichen InterRAI-Qualitätsindikatoren statt. Die Prüf- bzw. Qualitätsberichte können von jeder Einrichtung eingesehen und über das Internet heruntergeladen werden. Das bedeutet aber, dass der Prüfungsbericht inhaltlich ebenfalls ein Qualitätsniveau vorweisen muss. Dies würde derzeit in Deutschland insbesondere die Heimaufsichten vor Herausforderungen stellen.

Die Verpflichtung zur Veröffentlichung des Prüf- bzw. Qualitätsberichts kann eine hohe Bedeutung für die Innen- und Außenwirkung einer Pflegeeinrichtung haben. Verschiedene Studien haben jedoch aufgezeigt, dass der bisherige Pflegetransparenzbericht von Pflegeempfängern und Angehörigen nur eingeschränkt als hilfreich bei der Auswahl einer stationären oder ambulanten Pflegeeinrichtung wahrgenommen wird. Sollte die Neuentwicklung eines verlässlichen Pflegetransparenzberichts gelingen, könnte sich die Chance bieten, gute Pflegequalität darzustellen und dadurch für die Pflegeeinrichtungen einen Marktvorteil zu erhalten.

Die Komplexität in der Pflege, Betreuung und medizinischen Behandlung von Pflegeempfängern hat in den vergangenen Jahren in allen Versorgungsformen in Deutschland weiter stark zugenommen. Dies beruht unter anderem auf der zunehmenden Hochaltrigkeit und der häufigen Multimorbidität (das gleichzeitige Bestehen mehrerer Krankheiten) von Menschen. Die Pflegewissenschaften und Bezugswissenschaften kommen ihrem Forschungsauftrag nach und veröffentlichen regelmäßig neue Pflegeerkenntnisse, z. B. die nationalen Expertenstandards in der Pflege. Diese werden vom Gesetzgeber zur Kenntnis genommen. Entsprechend dem politischen Diskurs mit anderen Parteien sowie sonstigen Interessensgruppen wird das vereinbarte Pflegequalitätsniveau in Gesetzen und Verordnungen bestimmt. Um eine effektive Qualitätssicherung in der Pflege basierend auf dieser Komplexität, den hohen externen Qualitätsanforderungen, den Erkenntnissen aus der Pflegewissenschaft sowie dem individuellen Menschen fundiert durchführen zu können, benötigt man Instrumente wie die modulare Pflegevisite.

Die modulare Pflegevisite ist eine ganz neue Form der Pflegevisite. Sie ist ein effizientes und effektives Qualitätssicherungsinstrument, mit dem sich die Pflege- und Betreuungsleistungen qualitativ und quantitativ bewerten lassen. Von den Ergebnissen können nachvollziehbare Qualitätsaussagen abgeleitet und ein Qualitätsverlauf dargestellt werden. Durch den modularen Aufbau der Pflegevisite ist ein sehr wirtschaftlicher und individueller Einsatz möglich. Die einzelnen Module entsprechen den gesetzlichen Anforderungen, Empfehlungen von anerkannten Institutionen, den neusten pflegewissenschaftlichen Erkenntnissen, z. B. den nationalen Expertenstandards in der Pflege und sonstigen Erkenntnissen aus Bezugswissenschaften.

Durch die automatische statistische Auswertung werden entscheidende Kennzahlen für den Pflegeprozessverantwortlichen gewonnen. Kritische Themenbereiche im Pflegeprozess werden durch die modulare Pflegevisite transparent aufgezeigt. Entsprechende Handlungsaufträge zur Behebung der kritischen Befunde können geplant sowie die Verantwortlichkeiten für die Umsetzung mit Zielterminen festgelegt werden. Die modulare Pflegevisite wird dadurch automatisch zu einem Maßnahmenplan.

Für den Download der aktuellen Version der modularen Pflegevisite informieren Sie sich bitte im Kapitel 8.6 *Download der modularen Pflegevisite*.

Danksagung

Ich möchte mich herzlich bei Dr. Achim Hollenbach, Manuela Sroka und Katharina Hermann für die fachliche Unterstützung bei der Modulentwicklung bedanken. Mein weiterer Dank gilt Dr. Thorsten Merkle sowie Dirk Reinhold für die statistischen Impulse und Inputs.

Jörg Kußmaul
Heilbronn, im Januar 2018

1 Grundlegende Begriffsklärungen

1.1 Annäherung an den Qualitätsbegriff

Seit Menschen untereinander Handel betreiben, wird die Handelsware bei der Annahme auf deren Beschaffenheit (Qualität) geprüft. Bei einem Überangebot einer Warengruppe konnte in der Regel der Käufer Waren der besten Qualität für einen vergleichsweise niedrigen Preis erwerben. Handelsvereinigungen, wie zum Beispiel der weitgehend an der Ostsee ansässige Handelsverbund freier Städte Hanse, legten bereits im späten Mittelalter Kriterien für die Qualität fest. In den 20er- und 30er-Jahren des 20. Jahrhunderts wurde die Qualitätsprüfung durch wissenschaftliche Methoden spezifiziert. Qualität war bis dahin allerdings immer ein materielles Kriterium. Erst in den fünfziger Jahren des vergangenen Jahrhunderts begann die Wissenschaft damit, auch die Qualität des Managements zu definieren. Diese Entwicklung galt als Grundlage für die heute gängigen Qualitätsmanagementsysteme (vgl. Ketting, 1999).

1.2 Indikatoren zur Qualitätsbestimmung

Die Festlegung von Qualität ist sehr komplex und im Gesundheitsbereich besonders schwierig. Deshalb werden Qualitätskriterien zur Beschreibung des Qualitätsniveaus verwendet (Donabedian, 2003). Die Beurteilung einer ganzen Organisation mit ihrer Vielfältigkeit, z. B. einer Pflegeeinrichtung, ist durch die einseitige Verwendung von Qualitätsindikation nicht möglich (Lloyd, 2004).

Wer aber Qualität bestimmen möchte, braucht ein entsprechendes Bewertungsraster. Dieses wird auch Indikator genannt.

> »Ein Indikator ist ein quantitatives Maß, welches zum Monitoring und zur Bewertung der Qualität wichtiger Leitungs-, Management-, klinischer und unterstützender Funktionen genutzt werden kann, die sich auf das Behandlungsergebnis beim Patienten auswirken. Ein Indikator ist kein direktes Maß der Qualität. Es ist mehr ein Werkzeug, das zur Leistungsbewertung benutzt werden kann, das Aufmerksamkeit auf potentielle Problembereiche lenken kann,

die einer intensiven Überprüfung innerhalb einer Organisation bedürfen könnten« (Sens/Fischer, 2003, S. 30).

»Indikatoren erlauben eine kurzfristige und punktuelle Qualitätssteuerung. Indikatoren sind also keine Instrumente, die geeignet sind, langfristig Qualität zu verbessern. Durch das ›Scannen‹ von Leistungsbereichen wird der Leistungsbereich nur beobachtet, nicht aber qualitativ verbessert. Zu einem effektiven Gebrauch von Indikatoren muss ein Analyse- und Handlungskonzept entwickelt werden, das ermöglicht, eine gezielte Fehlersuche und Leistungsanalyse durchzuführen, um darauf aufbauend geeignete Interventionen einzuleiten« (Elsbernd, 2007, S. 88).

2 Ansätze zur Beschreibung der Qualität

2.1 Begriffsdefinitionen der Qualität

In der Literatur herrschen verschiedene Definitionen von Qualität vor. Übersetzt aus dem lateinischen »qualitas« wird Qualität mit Beschaffenheit, Verhältnis und Eigenschaft beschrieben. Diese Definition geht mit der Fragestellung einher: »Ist das Produkt bzw. die Dienstleistung so beschaffen oder geeignet, gestellte Anforderungen unmittelbar und zukünftig zu erfüllen?« (vgl. Knon/Ibel, 2005). Crosby betont die relative Dimension der Qualität: »Qualität ist frei, aber niemand wird sie kennen lernen, wenn es nicht ein System der Bewertung gibt« (Crosby, 1989, S. 45). »Qualität ist, wenn der Kunde zurückkommt und nicht das Produkt.« Auf diese eindrucksvolle und prägnante Definition wird häufig bei Vorträgen und Artikeln in Fachzeitschriften verwiesen. Es ist insgesamt keine einheitliche Begriffsgrundlage in der Literatur festzustellen. Die uneinheitlichen Definitionen verstärkten jedoch das nationale und internationale Bemühen, eine gültige Normfestlegung zu finden. Es folgte eine allgemein anerkannte Qualitätsdefinition nach ISO (International Standard Organization).

2.2 Qualitätsdefinition nach DIN EN ISO

Die seit Dezember 2000 zurückgezogene und somit nicht mehr gültige DIN EN ISO 9004/8402 definierte den Qualitätsbegriff als »Gesamtheit von Eigenschaften und Merkmalen eines Produktes oder einer Dienstleistung, welche sich auf die Eignung zur Erfüllung festgelegter oder vorausgesetzter Erfordernisse beziehen« (DIN EN ISO 9004/8402, 1992, S. 12). Der Qualitätsbegriff wurde nachfolgend in der DIN EN ISO 9000:2005 neu definiert.

Diese Definition bildete den Qualitätsbegriff nahezu in seiner ganzen Komplexität und Vielschichtigkeit ab. Im Blickwinkel stand dabei nicht nur das reine Produkt, sondern auch die Dienstleistung. Die Definition verankerte gleichzeitig den wichtigen Evaluationsprozess. Durch einen Soll-Ist-Vergleich zwischen den gestellten Anforderungen und der tatsächlich erbrachten Leistung wurde die erbrachte Qualität deutlich.

Das Qualitätsniveau wird durch die Gesamtheit von Merkmalen im Produkt oder in der Dienstleistung messbar. Von hoher Qualität wird gesprochen, wenn sie den vorher festgelegten Kriterien in hohem Maß entspricht. Die Festlegung, in welchen Fällen es sich um ein hohes bzw. niedriges Qualitätsniveau handelt, muss von legitimierten Autoritäten, wie zum Beispiel durch Institutionen, dem Gesetzgeber, von Experten oder durch den Produzenten, festgelegt werden. Wichtig dabei ist, dass das Qualitätsniveau schriftlich und nachvollziehbar für Dritte festgehalten wird (vgl. Baartmans/Geng, 2000, S. 17 f.).

Der Qualitätsbegriff wurde in der DIN EN ISO 9000:2015 gefasst als »Grad, in dem ein Satz inhärenter Merkmale Anforderungen erfüllt. Die Benennung ›Qualität‹ kann zusammen mit Adjektiven wie schlecht, gut oder ausgezeichnet verwendet werden. ›Inhärent‹ bedeutet im Gegensatz zu ›zugeordnet‹ ›einer Einheit innewohnend‹, insbesondere als ständiges Merkmal« (ISO, 2015).

2.3 Das Kategorienmodell nach Avedis Donabedian

Die seit den 1970er-Jahren allgemein anerkannte Qualitätskategorisierung nach Avedis Donabedian wird häufig in Konzepten, Standards und Publikationen zur Qualitätsmessung angewandt. In seinem Kategorienmodell wird zwischen den Qualitätsdimensionen »structure«, »process« und »outcome« unterschieden. Nach dem theoretischen Ansatz von Donabedian besteht eine positive bzw. negative Verbindung zwischen den drei Qualitätskategorien. Das bedeutet, dass die Prozessqualität von der Strukturqualität beeinflusst wird und diese Auswirkungen auf die Ergebnisqualität hat (Donabedian, 2003).

Zum Beispiel: Eine sehr gut geschulte Pflegekraft auf einem Wohnbereich leistet eine exzellente Pflege. In dem Theoriemodell würde diese Pflege dann automatisch in einer herausragenden Ergebnisqualität münden. Kritiker bemängeln, dass es trotz dem Einsatz von fachlich erfahrenen Pflegefachkräften zu einer schlechten Ergebnisqualität kommen kann. Als ein Grund wird beispielhaft die ineffiziente Ablauforganisation benannt (Kußmaul, 2014, S. 9).

Die Pflege wird von einzelnen Qualitätsdimensionen beeinflusst, denn strukturelle Rahmenbedingungen in der Pflege haben einen tendenziellen förderlichen oder hemmenden Einfluss auf die Qualität des Pflegeprozesses. In gleicher Weise hat die Veränderung des Pflegeprozesses und der damit verbundenen Pflegequalität eine Auswirkung auf den Gesundheitszustand des Pflegeempfängers (vgl. Donabedian, 1980, S. 79 f.)

2.3.1 Strukturqualität

Die Strukturqualität umfasst die Charakteristika einer Einrichtung, die zur Pflege und Betreuung notwendig sind. Diese reichen von den baulichen Voraussetzungen, z. B. Raumgrößen, technische Ausstattung und Lichtverhältnisse, bis zur Personalmenge und deren Qualifizierung. Die Arbeitsmittel werden ebenfalls der Strukturqualität zugerechnet, z. B. Nitrilhandschuhe. In den nationalen Expertenstandards in der Pflege werden Anforderungen an die Ausstattung gestellt sowie die geforderte Qualität genau beschrieben, z. B.: die Einrichtung gewährleistet geeignete räumliche und technische Voraussetzungen sowie Hilfsmittel für eine sichere Mobilität. Die Pflegefachkraft verfügt über aktuelles Wissen zur Identifikation des Sturzrisikos und über Beratungskompetenz bezüglich des Sturzrisikos sowie geeigneter Interventionen. Die Baustruktur einer Einrichtung wird bereits in vielen Fällen von Beginn an maßgeblich auf Bundesebene durch Gesetze und Verordnungen sowie Vereinbarungen auf Landesebene festgelegt, z. B. Maßstäbe und Grundsätze zur Sicherung und Weiterentwicklung der Pflegequalität nach §113 SGB XI. Veränderungen in der Strukturqualität sind in der Praxis meist nur mit erheblichem Aufwand zu erreichen (vgl. Braun/ Weiler, 2007, S. 14–15).

2.3.2 Prozessqualität

Ein Prozess ist ein sich wiederholender Ablauf von einzelnen Teilschritten, z. B. der Pflegeprozess. Dieser hat eine Eingabe, z. B. die Ressourcen, Probleme und Ziele des Pflegeempfängers, und eine Ausgabe, z. B. die Pflegeprozessplanung. Die DIN EN ISO 9000:2015 definiert einen Prozess als »Satz von in Wechselbeziehung oder Wechselwirkung stehenden Tätigkeiten, der Eingaben in Ergebnisse umwandelt«. Demnach wird ein Prozess aus verschiedenen einzelnen Tätigkeiten gebildet. Die Anordnung findet in einer logischen Reihenfolge statt, z. B. erster Schritt: das Risikoassessment Sturz erheben, zweiter Schritt: den Pflegeprozess planen, dritter Schritt: die Maßnahmen ausführen und vierter Schritt: die Evaluation durchführen (Kußmaul, 2014, S. 9).

Die angebotenen Dienstleistungen einer Einrichtung setzen sich aus unterschiedlichsten Teilprozessen zusammen. Alle Teilprozesse tragen zum Gesamterfolg bei. Sie müssen deshalb möglichst effizient gestaltet und regelmäßig überprüft werden. Unterschieden werden kann zwischen den Führungsprozessen (z. B. Festlegung der Qualitätspolitik), den Kernprozessen (z. B. der Pflegeprozess, welcher direkt dem Einrichtungszweck dient) oder den Unterstützungsprozessen, welche die Kernprozesse unterstützen (z. B. die Verwaltung, Küche oder Hausmeisterei) (vgl. Weidlich, 2004).

Prozessqualität lässt sich nur definieren, wenn in der Pflegeeinrichtung die notwendigen Prozesse messbar beschrieben sind. Der Prozessgestaltung kommt eine wichtige Rolle im internen Qualitätsmanagement zu (vgl. Jaster, 1997).

2.3.3 Ergebnisqualität

Die Ergebnisqualität bildet die wichtigste Grundlage für die Evaluation der erbrachten Pflege- und Betreuungsleistungen in einer Pflegeeinrichtung. Sie definiert das vorliegende Leistungsergebnis anhand objektiver Kriterien, zum Beispiel anhand der Anzahl aufgenommener neuer Kunden, oder durch subjektive Kriterien wie Kundenzufriedenheit im Bereich hauswirtschaftlicher Versorgung (vgl. Weidlich, 2004).

Für die Pflegeempfänger kommt es auf die Ergebnisqualität an. Um dies zu erreichen setzt Donabedian in seinem Kategorienmodell die gute Struktur- und Prozessqualität voraus. Die Ergebnisqualität ist exemplarisch dann erreicht, wenn objektive vereinbarte Kriterien (z. B. tägliche Mobilisation aus dem Bett um 7.00 Uhr) oder die subjektiven Kundenerwartungen (z. B. ein vertrauensvolles Gespräch finden bei Bedarf unmittelbar statt) erfüllt sind. Die genaue Beurteilung der Ergebnisqualität hängt von den zuvor vereinbarten Ergebniskriterien und deren Erreichung ab.

Im Gesundheitswesen werden an das Pflegeheim hohe Kundenerwartungen gestellt, z. B. von Pflegeempfängern, Angehörigen, Ärzten, Therapeuten, der Heimaufsicht oder dem Medizinischen Dienst der Krankenkassen. Die subjektive und sogar die objektive Messung der geforderten Ergebnisqualitäten stellt häufig ein Problem dar. In vielen Fällen fehlt ein allgemein anerkanntes Qualitätsniveau. Die Messinstrumente für die Bewertung sind oftmals nicht ausgereift bzw. fehlen.

Durch die Beschreibung von allgemein anerkannten Qualitätskriterien in der Pflege, z. B. durch die Expertenstandards in der Pflege, wurde in den letzten Jahren ein Schritt in Richtung der objektiven Ergebnisqualität gegangen. Zu verschiedenen pflegerelevanten Themen, z. B. Sturzprophylaxe, Dekubitusprophylaxe usw., sind Kriterien der Ergebnisqualität definiert.

Oftmals können der Pflegeempfänger und die Angehörigen die objektive Qualität aufgrund von Laienwissen bzw. der subjektiven Einschätzung nicht entsprechend wahrnehmen und beurteilen. Die Pflegebezugskraft sollte diese Lücke in der Kommunikation mit dem Pflegeempfänger schließen. Im persönlichen Gespräch mit dem Pflegeempfänger und den Angehörigen werden die objektiven Qualitätsmerkmale in der Pflege erklärt (Kußmaul, 2014, S. 9).

3 Qualitätsmanagement

Das Qualitätsmanagementsystem setzt sich aus einzelnen Elementen zusammen. Das heutige Verständnis von Management beinhaltet Maßnahmen des Gestaltens (z. B. selbstbestimmte Entscheidungsfreiräume für Pflegekräfte ermöglichen), des Lenkens (z. B. Entscheidungen gemeinsam mit Pflegekräften fällen) sowie des Entwickelns (z. B. Implementation nationaler Expertenstandards in der Pflege). Ein System ist mit einem Mobile zu vergleichen: Es besteht ebenfalls aus mehreren Elementen. Diese sind untereinander verbunden und wirken aufeinander im Positiven – z. B. die gute Teamstimmung kann zu einer niedrigen Krankheitsquote führen – oder im Negativen – z. B. Einsparungen bei den Inkontinenzmaterialien führen zu höheren Kosten in der Wäscherei. Alle Elemente bilden ein Ganzes und haben eine Systemgrenze, z. B. spezielle Betreuungsstandards sind nur in der Tagespflege und nicht im ganzen Pflegeheim gültig.

Die DIN EN ISO 9000:2015 definiert das Qualitätsmanagementsystem als aufeinander abgestimmte Tätigkeiten »zum Leiten und Lenken einer Organisation bezüglich der Qualität«. Dazu gehört zwingend die wirksame Vernetzung der einzelnen Elemente, z. B. stimmt die Pflegebezugskraft die Maßnahmen zur Sturzprophylaxe mit der Ergotherapeutin ab oder die Beschwerden werden analysiert und Verbesserungsmaßnahmen beschlossen. Der Aufbau eines Qualitätsmanagementsystems wird in den Normkapiteln der DIN EN ISO 9001:2015 beschrieben. Ein wichtiger Bereich ist beispielsweise die Verantwortung der Leitung in einer Pflegeeinrichtung. Die Vernetzung der Elemente findet durch die Umsetzung der Qualitätspolitik, das Erreichen der Qualitätsziele, die Zusammenführung von qualitätsbezogenen Daten, z. B. der Sturzstatistik und Qualitätsergebnissen, sowie durch die kontinuierliche Verbesserung statt. Der Aufbau des Systems kann in einem Qualitätsmanagementhandbuch dargestellt werden.

3.1 PDCA-Zyklus

Der Plan-Do-Check-Act-Zyklus (PDCA) ist ein internationales, häufig angewendetes Modell für kontinuierliche Qualitätsverbesserungen (Sokovic et al., 2010). Die neue ISO 9001:2015 für Qualitätsmanagementsysteme basiert ebenfalls auf dem vom Shewhart entwickelten theoretischen Ansatz. Der Plan-Do-Check-Act-Zyklus wurde erstmals in den 1950er-Jahren in japanischen Fabriken durch seinen Schüler Deming umgesetzt (Deming, 1986; Walton, 1991; Johnson, 2002, ISO, 2015).

Im ersten Schritt »Plan« wird die Qualitätsverbesserung mit Qualitätszielen festgelegt. Als Auslöser kann eine Beschwerde, ein festgestellter Fehler oder die intrinsisch bestrebte Erhöhung der Qualität dienen. Die hierfür notwendigen Maßnahmen werden mit Messkriterien beschrieben. Im nächsten Schritt »Do« erfolgt die Umsetzung der Maßnahmen. Anschließend erfolgt der »Check«, ob die geplante Qualitätsverbesserung anhand der vorher festgelegten Messkriterien tatsächlich erreicht wurde. Im vierten Schritt »Act« wird bei Bedarf nachjustiert und dann die Qualitätsverbesserung dauerhaft implementiert. Damit die kontinuierliche Qualitätsverbesserung erreicht wird, beginnt der PDCA-Kreislauf immer wieder von vorn (▶ Abb. 3.1).

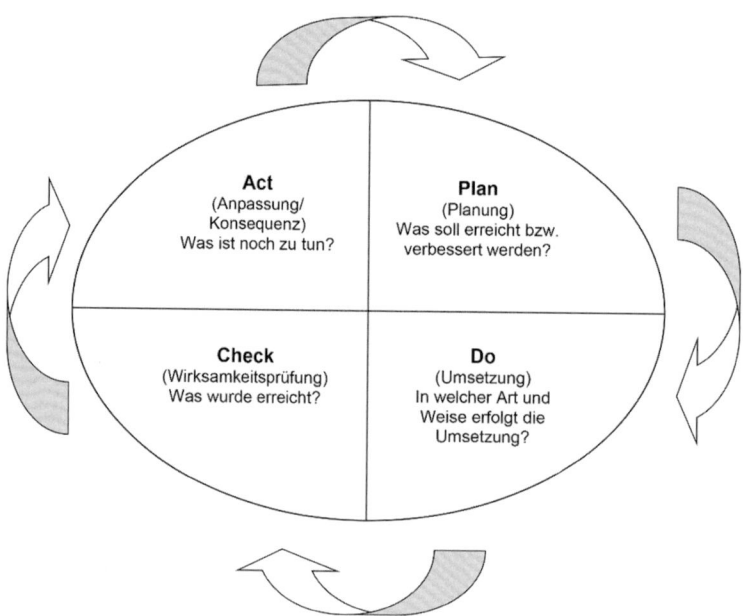

Abb. 3.1: PDCA-Zyklus (modifiziert nach Deming, 1986)

Die Pflegeeinrichtung, welche die Normkonformität nach DIN EN ISO 9001:2015 mit dem internen Qualitätsmanagementsystem belegen will, muss Dritten erklären, welche organisatorischen Maßnahmen festgelegt wurden, um eine kontinuierliche und regelmäßige Verbesserung zu erzielen. Dabei gilt es, die Maßnahmen bei der Durchführung zu überwachen und Ergebnisse zu dokumentieren. Weiterhin muss nachvollziehbar belegt sein, wie eine Pflegeeinrichtung Sorge trägt, dass Mängel bzw. Qualitätsdefizite sich nicht wiederholen (Ausschluss/Minimierung von systematischen Fehlern) (vgl. Gietl/Lobinger, 2009).

3.2 Definition von Qualitätssicherung

Die Qualitätssicherung ist ein Teil des Qualitätsmanagementsystems. Es definiert sich nach DIN EN ISO 9000:2015 als »Teil des Qualitätsmanagements, der auf das Erzeugen von Vertrauen darauf gerichtet ist, dass Qualitätsanforderungen erfüllt werden« (ISO, 2015). Ziel der Qualitätssicherung ist es, zu messen, ob der Output der beschriebenen Prozesse einer Pflegeeinrichtung mit dem festgelegten Qualitätsniveau übereinstimmt. Im zeitlichen Verlauf werden positive oder negative Qualitätsentwicklungen dargestellt und das Management erhält die Möglichkeit, entsprechend darauf zu reagieren. Anforderungen an die Qualitätssicherung werden nicht nur unternehmensintern, sondern auch extern definiert, z. B. durch den Gesetzgeber:

Gesetzliche Krankenversicherung (vgl. SGB V § 135a Verpflichtung zur Qualitätssicherung)

Die gesetzliche Krankenversicherung schreibt vor, dass alle Berufsgruppen einer Organisation an Qualitätssicherungsprozessen beteiligt werden müssen. Der Träger der Organisation steht in der direkten Verantwortung, dass die Leistungen dem jeweiligen Stand der wissenschaftlichen Erkenntnisse entsprechen und in der fachlich gebotenen Qualität erbracht werden.

Soziale Pflegeversicherung (vgl. SGB XI § 112 Qualitätsverantwortung)

Die zugelassenen ambulanten und stationären Pflegeeinrichtungen tragen die Verantwortung für die erbrachten Leistungen und sind zur Qualitätssicherung sowie -verbesserung verpflichtet. Weiterhin müssen Pflegeeinrichtungen der Anforderung zum regelmäßigen Qualitätsnachweis der erbrachten Leistungen bei externen Kontrollen nachkommen.

Soziale Pflegeversicherung (vgl. § 113a SGB XI Maßstäbe und Grundsätze zur Sicherung und Weiterentwicklung der Pflegequalität)

Das Sozialgesetzbuch legt fest, dass ambulante und stationäre Einrichtungen in der Pflege ein strukturiertes und umfassendes Qualitätsmanagementsystem einführen müssen. Einzelne qualitätssichernde Maßnahmen, zum Beispiel das Beschwerdemanagement, reichen nicht aus. Ebenfalls werden Vorgaben für die Qualitätsverbesserung in den Pflegeeinrichtungen vorgegeben, z. B. die verpflichtende Einführung von nationalen Expertenstandards in der Pflege.

Gesetze für Pflegeeinrichtungen auf Landesebene (vgl. § 10 Wohn-, Teilhabe- und Pflegegesetz-WTPG in Baden-Württemberg)

Die Gesetze für Pflegeeinrichtungen auf Landesebene besagen überwiegend, dass eine Pflegeeinrichtung nur betrieben werden darf, wenn ein Qualitätsmanagement und Beschwerdemanagement existiert. Kritisch betrachtet werden muss, dass keine konkreten Mindeststandards mit Messkriterien für ein funktionierendes Qualitätsmanagementsystem benannt werden, z. B. auf Grundlage der DIN ISO 9001:2015.

3.3 Instrumente der Qualitätssicherung

Zur Sicherung der Pflege- und Betreuungsqualität können verschiedene Instrumente eingesetzt werden. Sie reichen von Qualitätszirkelarbeit, internen oder externen Audits, Zertifizierungsaudits, Kundenbefragungen bis hin zur Pflegevisite (vgl. Brauer, 2007). Im weiteren Verlauf wird speziell auf das Instrument der modularen Pflegevisite eingegangen werden.

3.4 Interne und externe Qualitätssicherung

Es wird zwischen der internen und der externen Qualitätssicherung unterschieden. Die Kombination von internen und externen Instrumenten der Qualitätssicherung garantiert die Messgenauigkeit für das Qualitätsniveau.

Die interne Qualitätssicherung ist die Grundlage für die kontinuierliche Verbesserung einer Pflegeeinrichtung. Durch die Wirksamkeitskontrolle des festgelegten Qualitätsniveaus von den Verantwortungsträgern sowie den zu erfüllenden gesetzlichen Anforderungen können positive oder negative Entwicklungen festgestellt und es kann entsprechend reagiert werden. Die Qualitätssicherung kann durch interne Audits oder speziell in der Pflege durch die modulare Pflegevisite erfolgen.

Die externe Qualitätssicherung wird durch verschiedene Institutionen durchgeführt, die nicht zur Pflegeeinrichtung gehören. Im Bereich der stationären Altenhilfe werden regelmäßige Prüfungen durch den Medizinischen Dienst der Krankenkassen (MDK) und durch die staatliche Heimaufsicht durchgeführt. Weitere Prüfungsorgane sind z. B. das Gesundheitsamt, das Veterinäramt, die Feuerwehr, Berufsgenossenschaft usw. Grundsätzlich werden die gestellten Qualitätsanforderungen sowie gesetzliche Vorgaben geprüft. Weiterhin kann zusätzlich und auf freiwilliger Basis die externe Qualitätssicherung beispielsweise durch eine Zertifizierungsgesellschaft oder ein Institut für Qualitätsentwicklung erfolgen.

Kritisch muss hinterfragt werden, ob die externe Qualitätssicherung von Pflegeeinrichtungen in Deutschland nicht doch eine Kontrolle mit Sanktionspotential darstellt. Von der Qualitätsmanagementperspektive werden bei Qualitätsmängeln keine wirtschaftlichen oder personellen Bestrafungen angestrebt, sondern diese sind der Auslöser für den PDCA-Zyklus. Es ist wichtig zu verstehen, dass durch die Qualitätssicherung keine automatische Qualitätsverbesserung erzielt wird. Erst durch die Umsetzung von Maßnahmen basierend auf den Erkenntnissen der Qualitätssicherung kann eine höhere Qualität erreicht werden.

3.5 Qualitätsmanagementhandbuch

Das Qualitätsmanagementhandbuch (QMH) beschreibt Sinn, Zweck und Ziele einer Organisation aus der Kundenperspektive. Das Qualitätsniveau der Dienstleistung wird festgelegt, Prozesse werden definiert und die Maßnahmen für den kontinuierlichen Verbesserungsprozess beschrieben. Die Qualitätssicherung beruft sich auf diese Qualitätsfestlegung, z. B. bei der Anwendung der Pflegevisite. Das Qualitätsmanagementhandbuch dient als Nachschlagewerk für Mitarbeiter, in dem Aufgaben, Verantwortungsbereiche sowie die internen und externen Kommunikationsstrukturen beschrieben werden. Das QMH beinhaltet aktuelle und gelenkte Formulare sowie Nachweisdokumente. Das Qualitätsmanagement-Handbuch muss für die Mitarbeiter verständlich und interessant gestaltet sein. Fehlende praxisorientierte QM-Kenntnisse beim Aufbau eines Qualitätsmanagementsystems und dessen Darstellung im QMH können zu sehr umfangreichen Informationswerken führen. Wer kennt nicht den berühmten, leicht verstaubten und oftmals wenig abgenützten Ringordner in den Dienstzimmern? Darin ist nicht selten ein Qualitätsmanagementhandbuch zu finden!

Digitale Qualitätsmanagementhandbücher wie z. B. das QM-Cockpit sind heutzutage für Pflegeeinrichtungen die erste Wahl, denn diese bieten folgende Vorteile:

- Schneller Zugriff auf alle Prozessbeschreibungen und Formulare,
- hohe Anwenderfreundlichkeit dank interner Suchfunktion und flexiblen Zugriffsmöglichkeiten,
- umfangreiche Arbeitszeitersparnis durch reduzierte Suchzeiten,
- optimale Lenkung von Dokumenten mit aktuellem Versionsstand und
- schnelle und einheitliche Verfügbarkeit bei den Aktualisierungen.

3.6 Fazit

Die Qualität ist nicht nur in unserer Zeit, sondern war bereits in den vergangenen Jahrhunderten ein zentrales Thema. Bei der näheren Betrachtung zeigt sich der Qualitätsbegriff als vielschichtig und nicht einfach zu definieren. Deshalb wurden Qualitätsnormen beschlossen, um national und international klare und einheitliche Begriffsgrundlagen zu verwenden.

Als weiterer Schritt wurden verschiedene Qualitätsmanagementsysteme entwickelt, z. B. DIN EN ISO 9001:2015. Das Qualitätsmanagementhandbuch bietet die Möglichkeit, das Qualitätsmanagementsystem einer Pflegeeinrichtung zu visualisieren. Dabei kann das Kategorienmodell von Donabedian als theoretisches Fundament für den Aufbau des Qualitätsmanagementsystems und der Qualitätsstrukturen dienen.

Die Ergebnisqualität einer Dienstleistung ist dynamisch, denn diese wird von verschiedenen Faktoren und Prozessen beeinflusst. Sie muss immer wieder aufs Neue hin geprüft und bei Bedarf angepasst bzw. verbessert werden. Der kontinuierliche Verbesserungsprozess mit dem PDCA-Zyklus bietet hierfür einen systematischen Ansatz für Pflegeeinrichtungen.

4 Pflegevisiten

4.1 Allgemeine Formen und Definitionen von Pflegevisiten im zeitlichen Verlauf

Die Pflegevisite ist als Begrifflichkeit bereits in den 1980er-Jahren benannt worden. Es folgten im zeitlichen Verlauf bis heute verschiedene Definitionen von Experten und Institutionen. Die Definitionen beziehen sich auf unterschiedliche Pflegevisiteninhalte und auf verschiedene Anwendungsarten in unterschiedlichen Systemen des Gesundheitssystems. In den 1980er-Jahren wurde der Fokus bei der Pflegevisite auf die Interaktion mit der Pflegedienstleitung gesetzt. Die Pflegedienstleitung sollte an der Pflegevisite teilnehmen. Inhaltlich beruhte die Pflegevisite auf der Dienstübergabe mit einer ausführlichen Beschreibung des Allgemeinzustandes. Diese Art der Pflegevisite sollte alle 14 Tage erfolgen (vgl. Müller, 1985, S. 314 f.).

Nach Brodehl (1990) soll im Rahmen der Durchführung der Pflegevisite die Pflegekraft bei der pflegerischen Versorgung von Patienten eine Schicht lang durch die Pflegedienstleitung begleitet werden. Der Fokus war auf die Kontrolle der Pflegequalität gerichtet, um ggf. Verbesserungspotenziale zu erkennen. Die Pflegedienstleitung kam aber auch gleichzeitig ihrer Fachaufsichtspflicht nach. Die Pflegekraft erhielt beim Abschluss der Pflegevisite eine entsprechende fachliche Rückmeldung (vgl. Brodehl, 1990).

Der Blickwinkel änderte sich auf den fachlichen Austausch der Pflegeexperten zusammen mit der leitenden Pflegekraft. Ansätze des Pflegeprozesses sind zu erkennen. »Die Oberschwester oder ein Pflegexperte besucht die Kranken in regelmäßigen Abständen. Im Erfahrungsaustausch mit der Pflegegruppe wird anschließend die gegebene Pflege auf ihre Wirksamkeit überprüft, und es werden Wege zu einer bestmöglichen Pflege gesucht« (Juchli, 1991, S. 46). Mitte der 1990er-Jahre wird die Pflegevisite von Christian (1994) und Bieg (1994) als eine Interaktion vom Sachverständigen der Pflege, initiiert von Pflegedienstleitungen und Pflegenden, durchgeführt mit dem Patienten, analog der Methode des Pflegeprozesses, mit dem Ziel der Qualitätssicherung und der Entwicklung der Pflegekultur im Krankenhaus gesehen.

Kämmer (2001) definiert die Pflegevisite auf die Gegebenheiten und Anforderungen eines Krankenhausbetriebes. Nach seiner Auffassung hat die Pflegevisite eine Gewichtung im Bereich des Controllings, der Beratung und der Transparenz.

> »Unter Pflegevisite wird eine Form des Controllings und der Fachberatung im Rahmen des pflegerischen Managements verstanden, das die Klienten und gegebenenfalls ihre Angehörigen aktiv einbezieht. Ziel der Pflegevisite ist es, eine optimale Transparenz der Begleitung und Pflege zu schaffen sowie Optimierungspotentiale frühzeitig zu erkennen und wirksam werden zu lassen. Neben der fachlichen Überprüfung der Pflegeleistung stehen bei der Pflegevisite die Evaluation des Pflegeprozesses und der Wohlfühl-Planung im Vordergrund« (Kämmer, 2001, S. 28 ff.)

2004 wurde von Menche et al. die Pflegevisite beschrieben als:

> »Regelmäßig stattfindende Gespräche zwischen Pflegenden und Patienten über den Pflegeverlauf. Teilnehmer sind die Pflegenden, die den Patienten betreuen, sowie ggf. weitere Personen wie Vorgesetzte (Stationsleitung, Pflegedienstleitung) und Physio- oder Ergotherapeuten« (Menche et al., 2004, S. 304). Diese Definition setzt den Fokus auf die Einbeziehung verschiedener Personen bei der Durchführung der Pflegevisite.

Dreizehn Jahre nach der Definition der Pflegevisite nach Juchli orientiert sich die Definition von Heering jetzt noch näher an den Elementen des Pflegeprozesses. »Die Pflegevisite ist ein regelmäßiger Besuch bei und ein Gespräch mit dem Klienten über seinen Pflegeprozess. Die Pflegevisite dient der gemeinsamen Benennung der Pflegeprobleme und Ressourcen bzw. der Pflegediagnose, der Vereinbarung der Pflegeziele, der Vereinbarung der Pflegeintervention, der Überprüfung der Pflege« (Heering, 2006, S. 376). Das Beratungsgespräch sowie Ansätze von Evidence-based Nursing wurden erstmals beschrieben. Behrens und Langer (2006) definieren Evidence-based Nursing wie folgt:

> »Evidence-based Nursing ist die Nutzung der derzeit besten wissenschaftlichen belegten Erfahrungen Dritter im individuellen Arbeitsbündnis zwischen einzigartigen Pflegebedürftigen und professionell Pflegenden.«

Die Definition des Medizinischen Diensts der Spitzenverbände der Krankenkassen (MDS) versucht die Pflegevisite mit vielen Facetten zu umschreiben:

> »Die Pflegevisite wird als Besuch beim Pflegebedürftigen durchgeführt und dient u. a. der Erörterung des Befindens des Pflegebedürftigen, seiner individuellen Wünsche und seiner Zufriedenheit mit dem Pflegedienst sowie der Erstellung, kontinuierlichen Bearbeitung und Kontrolle der Pflegeplanung sowie der Pflegedokumentation [...] Die Pflegevisite ist ein Planungs- und Bewertungsinstrument, das kunden- oder mitarbeiterorientiert durchgeführt werden kann« (MDS, 2005, S. 104).

Swoboda legt die Pflegevisite wie folgt fest:

> »Die Pflegevisite ist ein Planungs- und Bewertungsinstrument, das kunden- oder mitarbeiterorientiert durchgeführt werden kann« (Swoboda, 2006, S. 43).

4.2 Kritische Betrachtungen

In der Literatur herrschen viele verschiedene Definitionen der Pflegevisite, ihrer Formen sowie deren Einsatzmöglichkeiten vor. Die Vertreter von unterschiedlichen Bereichen des Gesundheitswesens, z. B. Krankenhaus, Altenpflege, Rehabilitation definieren die Pflegevisite jeweils aus ihrem fokussierten Blickwinkel. Auch werden die Formen der Pflegevisite unterschiedlich für richtig gehalten.

Die Unterscheidung findet zum Beispiel zwischen der supervidierenden und der kollegialen Pflegevisite statt. Der Deutsche Berufsverband für Pflegeberufe weist ausdrücklich darauf hin, dass die Pflegevisite nicht als Übergabe am Bett verstanden werden darf. Dies sei eine Form der Dienstübergabe, die auf einer anderen Zielsetzung als die Pflegevisite beruht (vgl. DBfK, 2004). Kritisch anzumerken ist, dass im Rahmen der Literaturrecherche deutlich wurde, dass zum jetzigen Zeitpunkt kein übereinstimmender wissenschaftlicher Konsens festgestellt werden konnte. Zum Beispiel sieht Heering (2006) die Pflegevisite als Dienstübergabe mit dem Patienten durchaus als eine Möglichkeit der Durchführung an. Bei den Durchführungsformen von Pflegevisiten herrscht ebenfalls noch kein einheitliches Meinungsbild in der Pflegewissenschaft vor. Katharina Oleksiw sieht in der Durchführung einer Pflegevisite zum Beispiel einen freien Gestaltungsspielraum. Die Durchführung der Pflegevisite könnte dabei auf der einrichtungsinternen Pflegekonzeption und den angestrebten Entwicklungszielen der Organisation basieren (vgl. Oleksiw, 2007, S. 36).

Im zeitlichen Verlauf der verschiedenen Definitionen ist eine Entwicklung hin zum Pflegeprozess zu erkennen. Der Aspekt der Qualitätssicherung und die Einbeziehung des Pflegeempfängers werden ebenfalls deutlich. In der Definition der Pflegevisite nach dem MDK wird die Bewertung des Pflegeprozesses und somit die Ergebnisqualität hervorgehoben.

4.3 Ziele der Pflegevisite und deren pflegewissenschaftliche Sichtweise

Mit der Pflegevisite, als ein Instrument der Qualitätssicherung, werden systematisch die erbrachten Pflege- und Betreuungsleistungen evaluiert. Der Pflegeprozess wird hinsichtlich seiner Umsetzung und möglichen Verbesserungspotenziale überprüft bzw. ergänzt. Wichtig dabei ist vor allem auch die Beteiligung des Kunden mit seinen speziellen Bedürfnissen. Sie trägt zu einer Zufriedenheit mit den erbrachten Pflege- und Betreuungsleistungen entscheidend bei (vgl. DBfK, 2004).

Die Pflege müsse sich weiter professionalisieren, um als eigenständige Profession anerkannt zu werden. Hierfür solle das pflegerische Handeln an der Ergebnisqualität gemessen werden können. Die Pflegevisite bietet hierfür eine Möglichkeit (vgl. Imhof/Burtscher, 2006).

4.4 Definition der Pflegevisite aus der Sichtweise des Qualitätsmanagements

Der Autor sieht die Pflegevisite als ein Instrument der Qualitätssicherung an, das einen wichtigen Teil des Qualitätsmanagements darstellt. Aus diesem Grund leitet er die Definition der Pflegevisite aus dem Qualitätsmanagementverständnis ab und definiert die Pflegevisite wie folgt:

> Die Pflegevisite ist ein Instrument zur internen und externen Qualitätssicherung. Sie beurteilt die Ergebnisqualität des Pflegeprozesses und legt Maßnahmen im kontinuierlichen Verbesserungsprozess fest.

Die Pflegevisite ist als ein Instrument der internen Qualitätssicherung anwendbar. Sie kann zum Beispiel von der Pflegebezugskraft im Pflegebezugssystem (Primary Nursing), der Wohn- bzw. Stationsleitung oder von der verantwortlichen Pflegedienstleitung durchgeführt werden. Als ein Instrument der externen Qualitätssicherung kann die Pflegevisite durch externe Personen wie z. B. einem Pflegegutachter oder dem externen Qualitäts- und Pflegeberater eingesetzt werden. Die Pflegevisite konzentriert sich auf die Ergebnisqualität. Sie beurteilt, ob die durchgeführten Pflegemaßnahmen im Rahmen des Pflegeprozesses die gewünschte Wirksamkeit erzielen bzw. ob alle fachlich relevanten Themen der Pflege- und Betreuung eines Pflegeempfängers im Pflegeprozess bedacht worden sind.

Das Pflegeempfänger- bzw. Pflegeplanungsgespräch wird dabei bewusst vom Autor nicht als Teil der Pflegevisite angesehen. Die Pflegeberatung sowie die Erhebung der Kundenzufriedenheit hat durch die Veröffentlichung der nationalen Expertenstandards in der Pflege, den Prüfkriterien des Medizinischen Dienstes der Krankenkassen, der Implementierung von Qualitätsmanagementsystemen, z. B. DIN EN ISO 9001:2015 ff., EFQM, KTQ und dem Zertifizierungsstreben erheblich an Bedeutung zugenommen. Aus diesem Grund muss das Pflegeplanungsgespräch in einem hierfür eigenen definierten Rahmen stattfinden, in dem der hohe

4.4 Definition der Pflegevisite aus der Sichtweise des Qualitätsmanagements

Anspruch verwirklicht werden kann. Das ausführliche Pflegeplanungsgespräch kann daher kein untergeordneter Bestandteil der Pflegevisite mehr sein.

5 Mybes Wohnbereichs- und Pflegedokumentationsvisite

Die *Mybes Wohnbereichs- und Pflegedokumentationsvisite* ist eine professionell erarbeitete Pflegevisite durch das Mybes-Büro in Köln, das unter anderem Qualitätsmanagement und -entwicklung, Beratungen und Fortbildungen für Altenhilfeeinrichtungen anbietet (vgl. Mybes, 2008). Die Mybes Wohnbereichs- und Pflegedokumentationsvisite kommt als Qualitätssicherungsinstrument bei Einrichtungen der stationären Altenhilfe zur Anwendung.

5.1 Ziele der Mybes Wohnbereichs- und Pflegedokumentationsvisite

Die *Mybes Wohnbereichs- und Pflegedokumentationsvisite* ist ein sehr detailliertes Instrument zur Qualitätssicherung in der Pflege. Durch umfangreiche Fragestellungen wird der Visiteur durch den Pflegeprozess inhaltlich geleitet. Der Fokus liegt dabei auf der sehr detaillierten Analyse einzelner Themenbereiche verbunden mit der Festlegung von Handlungsaufträgen, Zielterminen und dem jeweils Verantwortlichen. Eine automatische statistische Analyse der kritischen Befunde oder sonstigen Kennzahlen ist nicht möglich. Dem wirtschaftlichen und praktikablen Einsatz wurde insgesamt eine sekundäre Priorität zuteil.

5.2 Inhaltlicher Aufbau

Die *Mybes Wohnbereichs- und Pflegedokumentationsvisite* ist strukturell wie folgt aufgebaut:

a) Schnellinformation zum Bewohner

Dieser anfängliche Visitenbereich dient dazu, sich kurz und schnell einen Überblick über die Pflegesituation des Bewohners zu verschaffen. Die Schnellinformation wird im Freitext festgehalten.

b) Bewohnergespräch

Im Bewohnergespräch werden die Bereiche der Körperpflege, der Mobilität, der Ernährung, der Inkontinenz, der sozialen Betreuung, der Pflege- und Betreuungsleistungen durch die Pflegekräfte sowie Mitarbeitende von angrenzenden Fachbereichen und abschließend die gesamte Zufriedenheit visitiert. Für die 99 Report- und Ereignisfragen steht jeweils eine Skala zur Verfügung, die folgende Antwortmöglichkeiten zulässt:

- Ja, Teilweise, Nein, Trifft nicht zu, Keine Angabe;
- Ja, Teilweise, Nein;
- Ja, Nein.

Für weitere Aussagen des Bewohners sowie Aussagen dessen Angehöriger besteht die Möglichkeit, diese im Freitext festzuhalten.

c) Pflegerelevante Beobachtungen

Zu den pflegerelevanten Beobachtungen gehört die Beschreibung der allgemeinen und speziellen Pflegesituation mit den Blickwinkeln auf freiheitseinschränkende Maßnahmen, Erscheinungsbild des Bewohners, Inkontinenz, gerontopsychiatrische Veränderungen sowie Einschränkungen in der selbstständigen Nahrungs- und Flüssigkeitsaufnahme. Die 79 Report- und Ereignisfragen sind ebenfalls mit den bereits beschriebenen Antwortmöglichkeiten angelegt. Auch hier besteht die Möglichkeit für einen Freitext.

d) Überprüfung von Pflegedokumentation/Pflegeplanung

Dieser Teil der *Mybes Wohnbereichs- und Pflegedokumentationsvisite* überprüft den Pflegeprozess in den Bereichen der Anamnese und Pflegeprozessdokumentation (zum Beispiel des Stammblatts, des Berichtblatts, des Vitalzeichenkontrollblatts sowie der unterschiedlichen Risikoassessments) und im Bereich der Akutpflegeplanung die Evaluation der Pflegeplanung mit Problemen, Ressourcen und Zielen. Die 274 Report- und Ereignisfragen sind ebenfalls mit den bereits beschriebenen Antwortmöglichkeiten angelegt. Wiederum besteht die Möglichkeit für einen Freitext.

e) Auswertung

Werden Report- und Ereignisfragen negativ beantwortet, entsteht ein kritischer Befund. Der Visiteur beurteilt die Intensität des kritischen Befunds und entscheidet, ob ein direkter Handlungsauftrag entsteht. Diese kritischen Befunde werden an die entsprechende bewohnerbezogene Pflegekraft nach dem Bezugspflegesystem zur Bearbeitung weitergeleitet. Nach Bearbeitung der kritischen Befunde wird der Evaluationsbericht an die verantwortliche Pflegekraft weitergeleitet (vgl. Kußmaul, 2007).

5.3 Anforderungen an den Visiteur

Als Basisqualifikation ist die erfolgreich abgeschlossene Ausbildung zur Pflegefachkraft notwendig. Theoretisches und praktisches Pflegewissen sowie systemisches Denken sind erforderlich, um die *Mybes Wohnbereichs- und Pflegedokumentationsvisite* erfolgreich durchführen zu können. Die Kompetenz zur Durchführung der *Mybes Wohnbereichs- und Pflegedokumentationsvisite* kann im Rahmen von einrichtungsinternen Schulungen erlangt werden.

Der Anforderungsgrad an den Visiteur der *Mybes Wohnbereichs- und Pflegedokumentationsvisite* liegt nach Einschätzung des Autors deutlich unter dem hohen Anforderungsgrad der internen Pflegevisite, die ab Kapitel 6 vorgestellt wird. Diese Einschätzung wird durch die empirische Untersuchung der beiden verschiedenen Pflegevisiten bestätigt und ist im Kapitel 7.1 *Empirischer Vergleich zwischen der Mybes Wohnbereichs- und Pflegedokumentationsvisite und der internen Pflegevisite* dargestellt.

5.4 Vorstellung empirischer Studienergebnisse

Aus den vorliegenden Ergebnissen der Studie »Deduktive Praktikabilitätsprüfung des Qualitätssicherungsinstruments der *Mybes Wohnbereichs- und Pflegedokumentationsvisite*« von 2007 lassen sich zu den anfangs gestellten Hypothesen der Untersuchung folgende Aussagen darlegen:

Es konnte nachgewiesen und somit die anfängliche Hypothese bestätigt werden, dass man durch die *Mybes Wohnbereichs- und Pflegedokumentationsvisite* quantitativ verwertbare Informationen zum Pflegeprozess erhält. Ebenfalls konnte nachgewiesen, dass man durch die *Mybes*

Wohnbereichs- und Pflegedokumentationsvisite qualitativ verwertbare Informationen zum Pflegeprozess erhält. Ferner wurde nachgewiesen, dass diese Pflegevisite als punktuell geplantes Assessmentinstrument einsetzbar ist. Es konnte die Hypothese *nicht* bestätigt werden, dass eine kontinuierliche, geplante Durchführung der *Mybes Wohnbereichs- und Pflegedokumentationsvisite* nach dem Reglement der Vinzenz von Paul gGmbH für jeden Bewohner durchführbar ist (vgl. Kußmaul, 2007). Das Reglement sieht mindestens eine *Mybes Wohnbereichs- und Pflegedokumentationsvisite* pro Jahr sowie bei Bedarf, z. B. akuter Veränderung des Gesundheitszustandes, für jeden Bewohner in der stationären Altenpflegehilfe vor.

Ein kritischer Aspekt ist der hohe Zeitaufwand für die Durchführung der *Mybes Wohnbereichs- und Pflegedokumentationsvisite*. Zusammenfassend kann von einem grundsätzlichen Arbeitszeitvolumen für die Durchführung von drei bis sechs Stunden ausgegangen werden. Weiterhin wurde festgestellt, dass der Hauptteil der befragten Visiteure eine halbe bis zu zwei Stunden für die Nachbereitung benötigen (vgl. Kußmaul, 2007).

6   Die interne Pflegevisite

Der Visiteur wird durch die interne Pflegevisite systematisch und handlungsleitend geführt. Das Deckblatt fragt Informationen zum Bewohner (Stammdaten), die zuständige Bezugspflegekraft sowie die an der internen Pflegevisite beteilige Pflegekraft ab. Das auf der nächsten Seite folgende Inhaltsverzeichnis ermöglicht einen Überblick über den inhaltlichen Aufbau der internen Pflegevisite. Es folgt die Darlegung der Ziele, des Reglements sowie der Elemente der Pflegevisite.

Die *interne Pflegevisite* beginnt mit einer allgemeinen Bewohnervisite. Dabei werden allgemeine Informationen zum Bewohner sowie der Gesamteindruck des Bewohners visitiert. Es folgen die relevanten anamnestischen Beschreibungen sowie die Prüfung des Pflegeprozesses. Aufbauend wird die Pflegedokumentation begutachtet. Einzelne Unterpunkte sind dabei die Stammdaten, die Durchführungsmaßnahmen, die Vitalzeichen, die Nachweisprotokolle, die Verordnungen, das ärztliche Verordnungsblatt sowie der Pflegebericht.

Handlungsaufträge können in einer entsprechenden Vorlage dokumentiert werden. Abschließend besteht für den Visiteur die Möglichkeit, sonstige relevante Anmerkungen zu dokumentieren. Die interne Pflegevisite kann als Qualitätssicherungsinstrument in stationären Einrichtungen der Altenhilfe eingesetzt werden. Der Autor hat im Rahmen einer trägerweiten Projektgruppe von der Vinzenz von Paul gGmbH die interne Pflegevisite mitentwickelt.

 ## 6.1   Ziele der internen Pflegevisite

Die Ziele der *internen Pflegevisite* sind, den Verantwortlichen in der Pflege einerseits ein praktikables Instrument der Qualitätssicherung anzubieten und andererseits eine wirtschaftliche Anwendung zu ermöglichen. Der Umfang der Fragestellungen in der *internen Pflegevisite* soll überschaubar und maßvoll sein im Vergleich zu den umfangreichen und sehr detaillierten Fragestellungen aus der *Mybes Wohnbereichs- und Pflegedokumentationsvisite*.

6.2 Inhaltlicher und konzeptbasierter Aufbau

a) Ziele der Pflegevisite

- Eine regelmäßige und systematische Überprüfung der Pflegeprozessdokumentation ist sichergestellt und dokumentiert.
- Durch einen Soll-Ist-Abgleich entsteht eine Transparenz der Prozessqualitäten.
- Durch festgelegte Bewertungskriterien ist die Qualität der Pflege messbar und nachvollziehbar.
- Über die interne Pflegevisite ist eine wesentliche Facette der Kundenorientierung sichergestellt.

b) Reglement

- Die interne Pflegevisite findet in festgelegten Zeitintervallen nach vorheriger Absprache mit dem Bewohner sowie nach vorheriger Absprache zwischen Pflegedienstleitung und/oder Wohnbereichsleitung und der Pflegefachkraft statt. Für die interne Pflegevisite soll der Zeitaufwand zwischen 90 und 120 Minuten betragen.
- Durchgeführt werden interne Pflegevisiten:
   a) mindestens einmal im Jahr bei allen Bewohnern;
   b) spätestens acht Wochen nach Neuaufnahme durch Wohnbereichsleitung/Qualitätsbeauftragten/Pflegedienstleitung oder beauftragte Personen;
   c) eigenständig durch die Pflegedienstleitung mindestens einmal pro Monat;
   d) anlassbezogen bei gravierenden Beschwerden der Bewohner hinsichtlich Pflege, Betreuung und/oder Hauswirtschaft.
- Die interne Visite wird anhand der vorgegebenen Checkliste durchgeführt.
- Die Auswertung der internen Pflegevisite erfolgt immer unter Beteiligung der Wohnbereichsleitung.
- Die Pflegedienstleitung sichert die korrekte und vollständige Durchführung der internen Pflegevisiten.
- Die Wohnbereichsleitung begleitet/sichert die Umsetzung der festgelegten Handlungsaufträge.
- Wird als kritischer Befund eine Gefährdung des Bewohners oder ein anderer erheblicher Mangel festgestellt, ist die Pflegedienstleitung schriftlich darüber in Kenntnis zu setzen. Sie veranlasst die erforderlichen Maßnahmen, dokumentiert diese und überwacht deren Umsetzung.

c) Elemente der Pflegevisite

- Vorbereitung
- Bewohnervisite mit Bewohner-/Angehörigengespräch (dies findet im Rahmen der kundenorientieren Pflegeplanungsgespräche statt)
- Pflegeprozessdokumentationsvisite
- Festlegung des Handlungsbedarfs mit Festlegung des Evaluierungszeitpunkts
- Dokumentation der Pflegevisite (im Bericht und zur statistischen Erfassung)
- Ablage des gesamten Pflegevisitenprotokolls im separaten Ordner

> Das Kundenorientierte Pflegeplanungsgespräch (KOOP) ersetzt bei der Vinzenz von Paul gGmbH das direkte Bewohnergespräch bei der Pflegevisite. Für das Kundenorientierte Pflegeplanungsgespräch ist ein separates Reglement gültig. Die Besprechung der Ergebnisse von der internen Pflegevisite ist ein inhaltlicher Themenpunkt des Kundenorientierten Pflegeplanungsgesprächs mit dem Bewohner sowie dessen Angehörigen (vgl. Egenolf-Stohr/Christian, 2010).

d) Handlungsauftrag zu den kritischen Befunden

Die Klassifikation und Definition eines kritischen Befundes wurden von dem Reglement der *Mybes Wohnbereichs- und Pflegedokumentationsvisite* übernommen. Die Projektgruppe definiert einen Handlungsauftrag folgendermaßen: »Durch die Feststellung eines kritischen Befundes entsteht ein konkreter Handlungsauftrag. Dieser Handlungsauftrag wird mit einem Zieldatum bis zur Umsetzung sowie einem Verantwortlichen benannt«.

e) Sonstige Anmerkungen

Dem Visiteur wird abschließend die Möglichkeit gegeben, einen Freitext zu dokumentieren. Es können Besonderheiten, die bei der Durchführung der internen Pflegevisite aufgefallen sind, festgehalten werden. Bewusst wurden jedoch keine Vorgaben im Reglement für den Textinhalt festgehalten.

f) Statistische Auswertung

Die *interne Pflegevisite* bietet eine statistische Auswertung der kritischen Befunde. In der Analyse wird dargestellt, wie viele kritische Befunde es insgesamt und zu welchem Themenbereich es sie gibt. Weiterhin wird eine prozentuale Verteilung dargestellt. Der Verantwortungsträger kann aus der quantitativen Darstellung qualitative Interpretationen für seine Einrichtung ableiten, zum Beispiel Fort- und Weiterbildungsbedarfe, Kommunikations- und Serviceschulungen. Eine einrichtungsübergreifende Auswertung ist ebenfalls möglich (Kußmaul, 2007).

6.3 Inhaltliche Themenbereiche zu den Fragestellungen

Die Fragestellungen zur Bewohnervisite sind offen gestellt und haben die Möglichkeit für eine Textbeschreibung. Die Fragestellungen können mit »Ja«, »Nein« oder »Trifft nicht zu« beantwortet werden. Die Themenbereiche der Fragestellungen beziehen sich als wissenschaftliche Grundlage auf die nationalen Expertenstandards in der Pflege und auf die Qualitätsvorgaben der Vinzenz von Paul gGmbH. Die Gefährdungsbereiche Sturz, Dekubitus, Schmerzzustände, Mangelernährung, Harnkontinenz werden ebenfalls abgefragt. Die Fragestellungen zum Pflegeprozess beziehen sich auf die Pflegeplanung mit den Pflegeproblemen, -ressourcen und -zielen sowie den aktuellen Hilfebedarf. Abgefragt wird weiterhin, ob die Maßnahmen der Pflegeplanung handlungsleitend beschrieben und individuell angepasst sind. Im Rahmen der relevanten anamnestischen Beschreibungen beziehen sich die Fragestellungen auf die Pflegeanamnese und das Pflegemodell.

Zum Pflegebericht werden die Evaluationsintervalle sowie eine nachvollziehbare Dokumentation abgefragt. Abschließend werden Fragen zur Pflegedokumentation mit den Stammdaten, Vitalzeichen, Durchführungsmaßnahmen, Verordnungen und dem ärztlichen Verordnungsblatt gestellt. Diese Fragestellungen haben zusätzlich zu »Ja/Nein« die Antwortmöglichkeit »Teilweise«. Weiterhin kann gesondert beurteilt werden, ob ein kritischer Befund vorliegt.

6.4 Anforderungen an den Visiteur

Die Fragestellungen aus der *internen Pflegevisite* sind in Themengebiete zusammengefasst und reduzieren somit die Komplexität im Vergleich zur *Mybes Wohnbereichs- und Pflegedokumentationsvisite*. Bei gleichzeitiger Reduktion der Fragestellungen erhöht sich jedoch das Kompetenzanforderungsprofil an den Visiteur, da er bei einer Fragestellung gedanklich mehrere Unterfragen mit einbeziehen muss, die ihm nicht unmittelbar vorgegeben werden wie zum Beispiel bei der Fragestellung: »Werden die nationalen Expertenstandards eingehalten?« Um diese Frage fachgerecht beantworten zu können, müssen zum Beispiel beim nationalen Expertenstandard »Dekubitusprophylaxe in der Pflege« unter anderem die korrekte Dekubitus-Risikoeinschätzung, die fachgerechte Dekubitusprophylaxe sowie der Fingertest zur korrekten Einschätzung des Lagerungsintervalls als Unterfrage bedacht werden.

Die interne Pflegevisite ist trotz des notwendigeren höheren Kompetenzprofils des Visiteurs für Pflegefachkräfte mit entsprechenden Schulungen durchführbar. Eine statistische Analysemöglichkeit der kritischen Befunde oder sonstigen Kennzahlen ist eingeschränkt mit einem zusätzlichen Zeitaufwand möglich.

7 Empirischer Vergleich

7.1 Empirischer Vergleich zwischen der Mybes Wohnbereichs- und Pflegedokumentationsvisite und der internen Pflegevisite

Ein Ergebnis der Studie »Die interne Pflegevisite. Entwicklung und vergleichende Prüfung eines Qualitätssicherungsinstruments« (Kußmaul, 2008) war, dass die interne Pflegevisite ein Instrument ist, mit dem notwendige Informationen in qualitativer und quantitativer Hinsicht im Rahmen des Pflegeprozesses gewonnen werden können. Es wurde nachgewiesen, dass die interne Pflegevisite zum Erhebungsstand der Studie alle Bereiche des Pflegeprozesses und aktuelle pflegewissenschaftliche Kenntnisse, z. B. nationale Expertenstandards in der Pflege beinhaltete. Es wurde deutlich, dass sich durch die interne Pflegevisite eine gute Ergebnisqualität erreichen lässt. Die Ergebnisqualität wird durch die statistische Auswertungsmöglichkeit der kritischen Befunde weiter verbessert. Die Erhebung der Statistik ist mit einem zusätzlichen Zeitaufwand verbunden, da die Kennzahlen nicht automatisch erhoben werden. Die interne Pflegevisite kann daher als Indikator für die Pflegequalität eines Wohnbereichs gelten.

Die *interne Pflegevisite* lässt sich mit dem Reglement der Vinzenz von Paul gGmbH (eine *Mybes Wohnbereichs- und Pflegedokumentationsvisite* pro Jahr sowie bei Bedarf, z. B. akuter Veränderung des Gesundheitszustandes für jeden Bewohner) in der Praxis durchführen. Im Vergleich zur sehr umfangreichen *Mybes Wohnbereichs- und Pflegedokumentationsvisite* lässt sie sich ebenfalls besser in der Praxis anwenden. Jedoch erfordert die Durchführung der internen Pflegevisite eine höhere Fachkompetenz als die Durchführung einer Mybes Wohnbereichs- und Pflegedokumentationsvisite.

Die Visiteure müssen daher bei der Bearbeitung der internen Pflegevisite entsprechend fachlich kompetenter sein, um die inhaltlich gleichen Themenbereiche mit weniger Fragestellungen beantworten zu können. Ein weiteres, nicht vollständig geklärtes Thema ist die Beurteilung der Objektivität der internen Pflegevisite. Obwohl die Ergebnisse dieser Studie eine gute Objektivität der *internen Pflegevisite* adjustieren, musste hinsichtlich der Auswertung der trägerweiten kritischen Befunde von den im Jahr 2007 durchgeführten internen Pflegevisiten eine weitere Beobachtung und erneute zukünftige Beurteilung empfohlen werden.

In dieser Studie konnte dargelegt werden, dass die *interne Pflegevisite* in Verbindung mit KOOP (Kundenorientiertes Pflegeplanungsgespräch) als inhaltlich gleichwertig zur *Mybes Wohnbereichs- und Pflegedokumentationsvisite* gesehen wird. Entscheidende Vorteile hinsichtlich der Wirtschaftlichkeit sind der internen Pflegevisite zuzuschreiben. Sie kann mit einem deutlich geringeren Einsatz von Arbeitszeit durchgeführt und nachbereitet werden als die *Mybes Wohnbereichs- und Pflegedokumentationsvisite*. Dabei unterscheidet sich das quantitative Ergebnisqualitätsniveau der internen Pflegevisite nur minimal von der *Mybes Wohnbereichs- und Pflegedokumentationsvisite*. Abschließend lässt sich feststellen, dass die interne Pflegevisite im Verhältnis zum Erkenntnisgewinn und der hierfür eingesetzten Arbeitszeit ein effizientes und wirtschaftliches Qualitätssicherungsinstrument ist.

Aufgrund der Erkenntnisse dieser Studie lässt sich die interne Pflegevisite als Standardvisite in stationären Pflegeeinrichtungen einsetzen. Die interne Pflegevisite wird ebenfalls als ein Anleitungsinstrument für neue Mitarbeiter gesehen. Der Einsatz als Assessmentinstrument muss jedoch im Einzelfall geprüft werden, da keine klar überwiegenden Mehrheiten in positiver oder negativer Hinsicht festgestellt werden konnten (vgl. Kußmaul, 2008).

8 Entwicklung der modularen Pflegevisite

Die neuen Erkenntnisse und Erfahrungswerte aus den beiden beschriebenen Studien (Deduktive Praktikabilitätsprüfung des Qualitätssicherungsinstruments der Mybes Wohnbereichs- und Pflegedokumentationsvisite, Kußmaul, 2007; Die interne Pflegevisite. Entwicklung und vergleichende Prüfung eines Qualitätssicherungsinstruments, Kußmaul, 2008) bilden die Grundlage für die Entwicklung der modularen Pflegevisite. Die festgestellten Optimierungsbereiche der internen Pflegevisite sowie der Mybes Wohnbereichs- und Pflegedokumentationsvisite wurden aufgegriffen und die jeweiligen Eigenschaften, die sich nachweislich in der Theorie und in der Praxis bewährt haben, weiterentwickelt. Der modulare Aufbau der Pflegevisite basiert auf einem völlig neuen Strukturaufbau. Eine systematische Bearbeitung der Module auf einem einheitlichen Qualitätsniveau mit einer automatischen Ergebnisdarstellung wurde ermöglicht. Die modulare Pflegevisite wurde während der Entwicklung in unterschiedlichen Testphasen in verschiedenen Einrichtungen getestet. Die praxisnahen Rückmeldungen wurden geprüft und entsprechend umgesetzt.

8.1 Ziele der modularen Pflegevisite

Die Komplexität in der Pflege, Betreuung und medizinischen Behandlung von Menschen hat in den vergangenen Jahren in allen Versorgungsformen in Deutschland stark zugenommen. Dies beruht unter anderem auf der zunehmenden Hochaltrigkeit und der häufigen Multimorbidität (das gleichzeitige Bestehen mehrerer Krankheiten) von Menschen. Die Pflegewissenschaft und der Gesetzgeber haben durch die nationalen Expertenstandards in der Pflege zu einigen Themen des Pflegespektrums das Qualitätsniveau definiert. Um dieser Komplexität, den Erkenntnissen aus der Pflegewissenschaft sowie deren Bezugswissenschaften und dem individuellen Menschen gerecht werden zu können, benötigt man Instrumente wie die modulare Pflegevisite.

Die Ergebnisqualität und die Qualitätssicherung der Pflege- und Betreuungsleistungen in Pflegeeinrichtungen sind insbesondere seit 2009 in den zentralen Fokus von extern prüfenden Institutionen wie z. B. Heimaufsicht, Medizinischer Dienst der Krankenkassen (MDK) oder von Zertifizierungsanbieter gerückt. Die Verpflichtung zur Veröffentlichung des Prüf- bzw. Qualitätsberichts hat eine hohe Bedeutung für die Innen- und Außenwirkung einer Einrichtung. Einerseits kann der Prüf- bzw. Qualitätsbericht als Wettbewerbsvorteil dienen jedoch im negativen Fall auch mit gravierenden wirtschaftlichen Folgen verbunden sein.

Die modulare Pflegevisite ist ein praktisches Qualitätssicherungsinstrument, mit dem sich die Pflege- und Betreuungsleistungen quantitativ bewerten und qualitative Aussagen ableiten lassen. Durch den modularen Aufbau der Pflegevisite ist ein gezielter wirtschaftlicher und individueller Einsatz möglich. Die einzelnen Module entsprechen gesetzlichen Anforderungen, Empfehlungen von anerkannten Institutionen, den neusten pflegewissenschaftlichen Erkenntnissen, z. B. den nationalen Expertenstandards in der Pflege und sonstigen Erkenntnissen aus Bezugswissenschaften.

Durch die automatische statistische Auswertung werden wichtige Kennzahlen für den Pflegeprozessverantwortlichen erhoben und kritische Themenbereiche im Pflegeprozess können transparent bearbeitet werden. Für die Verantwortlichen einer Einrichtung lässt sich aus den Ergebnissen der modularen Pflegevisite die jeweilige qualitative Entwicklung erkennen. Ebenfalls lassen sich unterschiedliche Entwicklungen in der Einrichtung feststellen. Dies könnte sich bemerkbar machen, wenn ein Wohnbereich kontinuierlich sehr gute Ergebnisse erzielt und ein anderer Wohnbereich tendenziell nur befriedigende Ergebnisse erzielen kann. Mit dieser Erkenntnis lassen sich gezielte und somit wirtschaftliche Maßnahmen zur Verbesserung, z. B. Fortbildungen, nur in einem Wohnbereich und nicht in der ganzen Einrichtung durchführen.

8.2 Definition der modularen Pflegevisite

Der Autor hat bereits unter dem Kapitel 4.4 *Definition der Pflegevisite aus der Sichtweise des Qualitätsmanagements* die Pflegevisite neu definiert und die Begründungen ausgeführt. Darauf aufbauend definiert der Autor die modulare Pflegevisite wie folgt:

> **Definition modulare Pflegevisite**
>
> Die Pflegevisite ist ein Instrument zur internen und externen Qualitätssicherung. Sie beurteilt die Ergebnisqualität des Pflegeprozesses. Der modulare Aufbau der Pflegevisite ermöglicht einen themengezielten, individuellen und wirtschaftlichen Einsatz. Durch die automatische statistische Auswertung werden wichtige Kennzahlen für den

> Pflegeprozessverantwortlichen gewonnen sowie qualitätsrelevante Informationen erhoben. Kritische Themenbereiche im Pflegeprozess werden durch die modulare Pflegevisite transparent benannt. Entsprechende Handlungsaufträge zur Behebung der kritischen Befunde werden festgelegt sowie Verantwortlichkeiten und Zieltermine definiert.

8.3 Inhaltlicher Aufbau

Die modulare Pflegevisite liegt in einer Datei vor, die von den gängigen Office Programmen geöffnet und bearbeitet werden kann. In der Frontseite können Informationen zum Träger, zur Einrichtung, zum Visiteur, zum Pflegeempfänger und Angaben zur Pflegebezugsfachkraft dokumentiert werden. Die zweite Seite dient zur Übersicht der Einzelmodule. Auf der nächsten Seite wird eine Übersicht der Modulpakete dargestellt. Die Modulpakete beinhalten unterschiedliche einzelne Module. Die Auswahl der einzelnen Module im Modulpaket orientiert sich am Pflegeprozess. Die Fragestellungen aus den einzelnen Modulen sind in einem Modulpaket fortlaufend aufgeführt. Die folgenden Seiten bilden die jeweiligen Module und Modulpakete ab. Die Fragestellungen in den einzelnen Modulen der Pflegevisite beinhalten die aktuellen prüfungsrelevanten Anforderungen des Medizinischen Dienstes der Krankenkassen sowie ableitende Fragestellungen aus den pflegewissenschaftlichen Erkenntnissen, z. B. die nationalen Expertenstandards in der Pflege usw. Eine Verlinkung zwischen den Modulübersichten, den einzelnen Modulen sowie zwischen den Modulen und der Ergebnisdarstellung ist durch die Symbole »▶« und »◀« vorgegeben.

Die Anzahl der Fragestellungen in den verschiedenen Modulen ist abhängig vom grundsätzlichen Umfang des Themas und den begleitenden Anforderungen z. B. aus der Dokumentationspflicht. Jede Fragestellung hat eine Gewichtung von eins bis drei.

> Grundsätzlich erfolgt die Gewichtung einer Fragestellung mit der Zahl eins. Wichtige Fragestellungen werden mit der Zahl zwei gewertet. Sehr wichtige Fragestellungen erhalten die Zahl drei.

Der messbare Unterschied beträgt demnach zwischen den einzelnen Gewichtungen 1/3 und im höchsten Unterschied 2/3. Die Gewichtung der einzelnen Fragestellungen kann in der Vorlage der modularen Pflegevisite durch die Verantwortlichen in einer Einrichtung selbstständig angepasst werden. Somit ist gewährleistet, dass jede Einrichtung jeweils nach ihrer Konzeption oder Spezialisierung den Fragestellungen die entsprechende Gewichtung geben kann. In der jeweiligen aktuellen Vorlage der modularen Pflegevisite (▶ Kap. 8.6 *Download der modularen Pflegevisite*) ist eine Voreinstellung durch den Autor gegeben. Zu empfehlen ist die Thematisierung der einzelnen Gewichtungen in einer entsprechenden Projektgruppe. Auch sollten die Erfahrungswerte der Visiteure kontinuierlich in die Beurteilung der jeweiligen Gewichtungen der Fragestellungen einfließen.

Der Visiteur entscheidet anhand der Fragestellung und nach der/dem vor Ort festgestellten Pflegesituation/Sachverhalt über den Grad der Zielerreichung im Rahmen von 0 % bis 100 %. Unter dem Kapitel 9.3 *Definition und Klassifikation des kritischen Befunds* wird eine Klassifikation zur Einteilung als Handlungsempfehlung aufgeführt. Nach Eingabe des Erfüllungsgrads der Fragestellung (Direkter Zahleneintrag oder Auswahl mit dem Drop-down Menu) werden, abhängig von der jeweiligen Gewichtung, die erreichten Punkte automatisch errechnet. Alle Fragestellungen haben als Ausgangswert das Zeichen (-) und sind somit »nicht aktiviert«. Durch den Eintrag der Zielerreichung z. B. 75 % wird die Frage automatisch »aktiviert« und der Wert geht in die statistische Auswertung ein. Ist eine Fragestellung bei der Durchführung der modularen Pflegevisite nicht relevant, bleibt diese mit dem Zeichen (-) einfach »nicht aktiviert«. Besonders ist auf den großen Unterschied von 0 % und (-) hinzuweisen. Bei 0 % wurde die Pflegesituation/Sachverhalt bei einer Fragestellung negativ bewertet und wird entsprechend der Gewichtung der Frage bewertet. Bei (-) findet keine Wertung statt, da die Frage wie oben beschrieben nicht aktiviert worden ist.

Eine beispielhafte Darstellung finden Sie in der untenstehenden Tabelle (▶ Tab. 8.1).

Tab. 8.1: Darstellung von Gewichtung und Erfüllung der Fragestellung

Nr.	Anamnestische Beschreibung	Gewichtung	Erfüllung	Erreichte Punktzahl	Maximale Punktzahl
3	Ist eine vollständige Anamnese entsprechend dem in der Einrichtung angewandten Pflegemodell erstellt?	2	75 %	1,5	2

Gleichzeitig wird automatisch die maximal mögliche Punktzahl der Fragestellung in der Zeile *Modul Zwischenbewertung* aufgeführt. Die Differenz der maximalen Punktzahl (entspricht 100 %) zur erreichten Punktzahl (X %) wird im Feld *Erfüllung in Prozent* ausgegeben. In dem unten aufgeführten Beispiel (Auszug aus dem 3. Modul) beträgt die Erfüllung des Moduls 69 %. 100 % Erfüllung entspricht der vollständigen Umsetzung der Mindestanforderungen aus den Fragestellungen des Moduls. Somit liegt eine negative Differenz von 31 % vor. Das bedeutet, dass die Erfüllung ca. 1/3 unter der Mindestanforderung liegt und somit kritisch betrachtet werden muss. Ab der Version 2.0 wird das Feld »Erfüllungsgrad« bei Ergebnissen bis 79 % rot, von 80 % bis 89 % gelb, und ab 90 % automatisch mit der entsprechenden Farbe angezeigt. Somit erhält der Anwender optisch noch leichter einen Überblick. Negative oder positive Entwicklungen könnten zum Beispiel in der Gesamtbewertung aller Module kommentiert werden (▶ Abb. 9.5).

Nr.	Anamnestische Beschreibung	Gewichtung	Erfüllung	Erreichte Punktzahl	Maximale Punktzahl
3	Ist eine vollständige Anamnese entsprechend dem in der Einrichtung angewandten Pflegemodell erstellt?	2	75 %	1,5	2
3.1	Sind die Probleme in der Anamnese mit den entsprechenden Ursachen präzise beschrieben?	1	100 %	1	1
3.2	Sind die Ressourcen in der Anamnese präzise beschrieben?	1	25 %	0,25	1
Modul Zwischenbewertung			69 %	2,75	4

Tab. 8.2: Exemplarische Darstellung Einzelmodulzwischenbewertung

Die einzelnen Zwischenbewertungen der Module sowie der Modulpakete werden in einer Übersicht schriftlich und in einer weiteren Übersicht grafisch dargestellt (▶ Tab. 8.2) (▶ Kap. 9.9 *Statistische Auswertung/ Erhebung der Kennzahlen*).

8.4 Empfehlungen an die Qualifizierung des Visiteurs

Als Basisqualifikation ist mindestens die erfolgreich abgeschlossene Ausbildung zur Pflegefachkraft notwendig. Fachliches Wissen z. B. Expertenstandards in der Pflege sowie theoretisches und praktisches Wissen zu den einzelnen Themen der Module z. B. Pflegeplanung sind erforderlich, um die modulare Pflegevisite durchführen zu können. Der Visiteur muss den Pflegeprozess planen, umsetzen und evaluieren können. Grundkenntnisse in der Anwendung von Office-Programmen, z. B. Microsoft® Excel, Apache OpenOffice™ sind für die Durchführung der modularen Pflegevisite empfohlen. Kenntnisse im Qualitätsmanagement sind ebenfalls vorteilhaft.

Der Anforderungsgrad an den Visiteur der modularen Pflegevisite liegt nach Einschätzung des Autors deutlich unter dem hohen Anforderungsgrad der internen Pflegevisite, jedoch über dem der Mybes Wohnbereichs- und Pflegedokumentationsvisite (▶ Kap. 5.1, ▶ Abb. 8.1). Die unterschiedlichen Anforderungen an den Visiteur bei der internen Pflegevisite sowie der Mybes Wohnbereichs- und Pflegedokumentationsvisite wurden empirisch untersucht und ausgewertet (▶ Kap. 7 *Empirischer Vergleich zwischen der Mybes Wohnbereichs- und Pflegedokumentationsvisite und der internen Pflegevisite*).

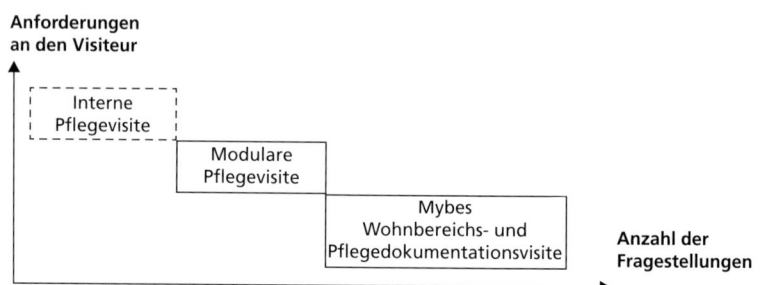

Abb. 8.1: Anforderungen der Pflegevisiten an den Visiteur

8.5 Einsatzgebiete und Anwendungsform

Die modulare Pflegevisite lässt sich in den stationären und ambulanten Pflegeeinrichtungen einsetzen. Sie kann systematisch, regelmäßig sowie punktuell zur Qualitätssicherung von Pflege- und Betreuungsleistungen eingesetzt werden. Die Anwendung sollte durch eine einrichtungsinterne Prozessbeschreibung nachweislich geregelt werden. Für die punktuelle Anwendung können einzelne Module ausgewählt werden, zum Beispiel nur das Modul *Stammdaten* oder das Modul *Pflegeplanung*. Diese Anwendungsform ist vor allem dann sinnvoll, wenn die modulare Pflegevisite aufgrund einer Veränderung der Gesundheitssituation des Pflegeempfängers, z. B. Rückkehr aus einer Klinik, einer Erhöhung des Pflegebedarfs, bei Beschwerden, bei negativen externen Prüfungsergebnissen oder sonstigen einmaligen Ereignissen durchgeführt werden soll.

Die Planung der individuellen Pflege und Betreuung findet im Pflegeprozess statt. Die relevanten Themen werden gemeinsam vom Pflegeempfänger, seinem sozialen Umfeld/Bezugspersonen und der Pflegebezugsfachkraft vereinbart. Die korrekte Anwendung des Pflegeprozesses mit dem abschließenden Evaluation- und Verbesserungsschritt bildet ein wirksames Instrument zur professionellen Planung der Pflege und Betreuung. Die Koordination der Dienstleistungserbringer im Gesundheitswesen, z. B. Therapeuten, Ärzte usw. sowie sonstige dritte am Pflegeprozess Beteiligte, wird in den nationalen Expertenstandards in der Pflege als eine Aufgabe der Pflegebezugskraft festgelegt.

Kritisch nachgedacht: Wenn der Pflegeprozess fachlich und in guter Qualität bereits von der Pflegebezugsfachkraft ausgeführt wird, dürfte eine Pflegevisite als ein zusätzliches Instrument nicht erforderlich sein. Der Pflegeprozess beinhaltet als Grundlage der individuellen und aktivierenden Pflege bereits an sich die Orientierung an der Gesundheitssituation und an den Wünschen des Pflegeempfängers sowie den pflegefachlichen Empfehlungen durch die Pflegebezugsfachkraft. Die Evaluation des Pflegeprozesses durch die Pflegebezugskraft gewährleistet, dass die Pflege und Betreuung in der gewünschten und notwendigen Art und Weise durchgeführt bzw. eine notwendige Anpassung deutlich wird. Aus diesem Grund kann das Ergebnis der Durchführung der Pflegevisite im positiven Sinne eine Doppeltbestätigung sein, dass der Pflegeprozess korrekt angewendet wurde oder im negativen Sinne darauf hinweisen, dass es Verbesserungsbedarf gibt.

Die modulare Pflegevisite hat nicht die Intention, als ein Mitarbeiterkontrollinstrument zu wirken, sondern hat einen kollegialen und beratenden Ansatz. Das Ziel ist, den Pflegeprozess gemeinsam mit dem Pflegeempfänger zu optimieren und an seine Bedürfnisse anzupassen, um ihm eine hohe Qualität von Pflege- und Betreuungsdienstleistungen anzubieten. Insbesondere mit dem 1. Modul *Direkte Pflege* wird die kollegiale Beratung möglich, da, um dieses Modul bearbeiten zu können, eine Begleitung des Visiteurs bei der direkten Pflege erfolgen muss. Vor allem Pflegehilfskräfte können von einer kollegialen Begleitung durch einen Visiteur profitieren. Die Einrichtung kann durch die Anwendung des 1. Moduls ebenfalls der organisatorischen Verantwortung nachkommen, die Pflegehilfskräfte in deren Arbeit zu begleiten und die fachliche Weiterentwicklung zu fördern.

Es macht nur in Ausnahmefällen Sinn, dass eine Pflegevisite von der Pflegebezugskraft selbst durchgeführt wird. Das Sprichwort: »Man sieht den Wald vor lauter Bäumen nicht mehr« verdeutlicht die Situation, wenn die Pflegebezugsfachkraft den selbst geplanten Pflegeprozess visitieren würde. Genau aus diesem Grund ist es auch nicht im Qualitätsmanagement möglich, dass der Qualitätsmanagementbeauftragte selbst sein eigenes implementiertes Qualitätsmanagementsystem auf DIN EN ISO 9001-Normkonformität auditieren kann.

Für die systematische Anwendung der modularen Pflegevisite empfiehlt es sich, ein einrichtungsinternes Team aus Visiteuren zu gründen. Optimal ist die Zusammensetzung des Teams aus Pflegefachkräften, die den Anforderungen wie im Kapitel 8.4 *Empfehlungen an die Qualifizierung des Visiteurs* beschrieben entsprechen und in verschiedenen Bereichen eingesetzt sind. Die Visiteure können somit die modularen Pflegevisiten auf anderen Wohnbereichen/Stationen/Touren durchführen als sie selber als Pflegefachkraft eingesetzt sind. Dadurch wird die Neutralität für die kollegial begleitende Pflegekraft sowie die für den Pflegeprozess verantwortliche Pflegebezugsfachkraft bei der Durchführung einer modularen Pflegevisite gewährleistet. Der Pflegeempfänger kann ebenfalls von der Neutralität profitieren, indem es ihm ermöglicht wird, kritische oder für ihn vielleicht peinliche Themen anzusprechen. Eine ähnliche Situation entsteht, wenn der Medizinische Dienst der Krankenkassen (MDK) zur Qualitätsprüfung in eine stationäre oder ambulante Pflegeeinrichtung kommt. Selbstverständlich sind vor der Durchführung von modularen Pflegevisiten der Pflegeempfänger und die im Pflegeprozess Beteiligten vorab zu informieren. In welcher Art und Weise die Information erfolgt, muss transparent in einer Prozessbeschreibung für die Durchführung von modularen Pflegevisiten im Qualitätsmanagementhandbuch der Einrichtung beschrieben sein (▶ Kap. 9.1 *Beispielhafte Projektplanung zur Einführung der modularen Pflegevisite*).

8.6 Download der modularen Pflegevisite

Neue Erkenntnisse der Pflegewissenschaft und Bezugswissenschaften, gesetzliche Veränderungen sowie die kontinuierliche Verbesserung durch Anwendererfahrungen finden ihre Berücksichtigung in der jeweils neusten Version der modularen Pflegevisite.

Die modulare Pflegevisite finden Sie online als ContentPLUS unter www.kohlhammer.de. Weitere Informationen hierzu finden Sie auf der vorderen Umschlaginnenseite.

Für Rückmeldungen oder auf Ihre Einrichtung bezogene spezifische Weiterentwicklung nehmen Sie bitte direkten Kontakt mit dem Autor über das Kontaktformular auf folgender Homepage auf: www.joergkussmaul.de.

9 Anwendung der modularen Pflegevisite

9.1 Beispielhafte Projektplanung zur Einführung der modularen Pflegevisite

Die kontinuierliche und wirksame Durchführung der Qualitätssicherung stellt für viele Pflegeeinrichtungen anfangs eine Herausforderung dar. Die Maßnahmen und Instrumente zur Qualitätssicherung müssen zunächst in das Qualitätsmanagementsystem integriert werden. Für die Einführung der modularen Pflegevisite als ein Instrument zur Qualitätssicherung von Pflege- und Betreuungsleistungen empfiehlt es sich, strukturiert im Rahmen einer Projektgruppe vorzugehen. Dabei gilt es, diese Punkte zu beachten:

- Erstellung des Projektstrukturplans,
- Festlegung der Projektleitung und -gruppe,
- Festlegung von Verantwortlichkeiten sowie des Qualitätsniveaus,
- Dokumentation des Qualitätsniveaus im Qualitätsmanagementsystem,
- Planung der Informations- und Schulungsprogramme,
- Praktische Umsetzung der Inhalte aus den Informations- und Schulungsprogrammen,
- Ergebnisbewertung und Projektabschluss.

Eine beispielhafte Projektplanung zur Einführung der modularen Pflegevisite ist in der untenstehenden Tabelle (▸ Tab. 9.1) aufgeführt. Mit Top-Management wird jeweils die oberste Führungsebene der Einrichtung bezeichnet, z. B. Geschäftsführung, Heimleitung, Pflegedienstleitung usw.

Tab. 9.1: Projektplanung zur Einführung der modularen Pflegevisite

Projektschritte bzw. -meilensteine	Maßnahmenbeschreibung/Verantwortung
1. Erstellung des Projektstrukturplans	• Zeitplanung für die Einführung bis Projektabschluss • Konkrete Umsetzungsplanung inkl. Probelauf für die Visiteure • Feedbackmöglichkeiten im Projektverlauf/Soll-Ist-Bewertungen

9 Anwendung der modularen Pflegevisite

Tab. 9.1: Projektplanung zur Einführung der modularen Pflegevisite – Fortsetzung

Projektschritte bzw. -meilensteine	Maßnahmenbeschreibung/Verantwortung
	• Übergangsplanung und Festigung der Organisationsentwicklung in den organisatorischen Regelablauf **Verantwortlich:** Top-Management
2. Projektleitung und -gruppe	• Definition des Projektleiters • Klärung der finanziellen, zeitlichen und personellen Ressourcen für die Projektumsetzung • Festlegung bzw. Einladung der Mitglieder der Projektgruppe **Verantwortlich:** Top-Management
3. Festlegungen und Verantwortlichkeiten	• Festlegung des Reglements zur Durchführung der modularen Pflegevisite • Festlegung der Gewichtung der Fragestellungen in den Modulen • Vorauswahl und Anfrage von Pflegefachkräften als zukünftige Visiteure für die modulare Pflegevisite • Erstellung eines Fortbildungsplans für die Visiteure. Theoretischer Informationstransfer hinsichtlich Pflegevisiten und praktischer Wissenstransfer zur Anwendung der modularen Pflegevisite • Festlegung der zukünftigen Kompetenzen der Visiteure in der Einrichtung **Verantwortlich:** Top-Management
4. Qualitätsmanagementsystem	• Erstellung einer einrichtungsinternen Prozessbeschreibung im Qualitätsmanagementsystem für die Durchführung von modularen Pflegevisiten **Verantwortlich:** Projektgruppe
5. Informations- und Schulungsprogramme	• Durchführung der Fortbildungen für die Visiteure • Information der Wohnbereichs- bzw. Stationsleitungen, der Pflegebezugsfachkräfte als Verantwortliche für die Pflegeprozessplanung und der sonstigen Mitarbeiter in der Pflege über die künftige Durchführung der modularen Pflegevisite. Insbesondere sind der Sinn und Zweck und die Möglichkeiten zur kontinuierlichen Verbesserung zu betonen. **Verantwortlich:** Projektgruppe
6. Praktische Umsetzung der Inhalte aus dem Informations- und Schulungsprogramm	• Vollständige individuelle praxisbezogene Begleitung des Visiteurs bei der Durchführung der ersten modularen Pflegevisite • Individuelle praxisbezogene Begleitung des Visiteurs auf Abruf bei der Durchführung der zweiten modularen Pflegevisite

Projektschritte bzw. -meilensteine	Maßnahmenbeschreibung/Verantwortung
	• Gemeinsame Ergebnisbesprechung und Erfahrungsaustausch nach der dritten durchgeführten modularen Pflegevisite **Verantwortlich:** Projektgruppe + Visiteure
7. Probelauf/Feedback	• Festlegung der Zeitdauer eines Probelaufs z. B. zwei Monate • Auswertung der Ergebnisse aus allen bisher durchgeführten modularen Pflegevisiten • Feedback und Erfahrungsmitteilung der Visiteure sowie des Top-Managements über den bisherigen Projektverlauf und die bisherigen durchgeführten modularen Pflegevisiten **Verantwortlich:** Top-Management + Projektgruppe
8. Ergebnisbewertung und Projektabschluss	• Interne Ergebnisauswertung des Probelaufs und Ableitung von Maßnahmen für den kontinuierlichen Verbesserungsprozess, ggf. Anpassung der Prozessbeschreibung • Durchführung der Übergangsplanung zur Festigung der Organisationsentwicklung in den organisatorischen Regelablauf • Entlastung der Projektgruppenleitung und der Projektgruppenmitglieder • Durchführung von internen und externen Marketingmaßnahmen, z. B. Presseartikel, Projektbeschreibung im Intranet, Interview, Fachartikel usw. **Verantwortlich:** Top-Management + Projektgruppe

Tab. 9.1: Projektplanung zur Einführung der modularen Pflegevisite – Fortsetzung

9.2 Exemplarische Festlegung des Reglements zur modularen Pflegevisite im Qualitätsmanagementhandbuch

1. Einführung Grundverständnis

Die Pflegevisite ist ein Instrument zur internen und externen Qualitätssicherung. Sie beurteilt die Ergebnisqualität des Pflegeprozesses. Der modulare Aufbau der Pflegevisite ermöglicht einen themengezielten, individuellen und wirtschaftlichen Einsatz. Durch die automatische statistische Auswertung werden wichtige Kennzahlen für den Pflegeprozessverantwortlichen gewonnen sowie qualitätsrelevante Informationen erhoben. Kritische Themenbereiche im Pflegeprozess werden durch die modulare Pflegevisite transparent benannt. Entsprechende Handlungsaufträge zur Behebung der kritischen Befunde werden festgelegt sowie Verantwortlichkeiten und Zieltermine definiert.

2. Ziele

- Durch festgelegte Bewertungskriterien ist die Qualität der Pflege und Betreuung im Pflegeprozess messbar und transparent.
- Kritische Befunde sind beschrieben und mit entsprechenden festgelegten Handlungsaufträgen durch die jeweils Verantwortlichen behoben worden.
- Eine kontinuierliche und systematische Überprüfung der Pflegesituation beim aktuellen Gesundheitszustand des Pflegeempfängers sowie der Pflegeprozessdokumentation ist sichergestellt und nachweislich dokumentiert.
- Durch die modulare Pflegevisite ist ein wesentlicher Bereich der Kundenorientierung sichergestellt.
- Die kollegiale Beratung durch die modulare Pflegevisite hat stattgefunden.

3. Prozessbenutzer

- Visiteure der modularen Pflegevisite

4. Festlegungen und Rahmenbedingungen

- Die modulare Pflegevisite findet in festgelegten Zeitintervallen, nach vorheriger Absprache mit dem Pflegeempfänger sowie nach vorheriger Absprache zwischen Pflegedienstleitung und/oder Wohnbereichsleitung bzw. Stationsleitung sowie der Pflegebezugsfachkraft statt.
- In einer Jahresübersicht werden alle planbaren Pflegevisitentermine pflegeempfängerbezogen geplant.
- Durchgeführt werden modulare Pflegevisiten:
  a) mindestens einmal jährlich bei allen Pflegeempfängern,
  b) spätestens acht Wochen nach Neuaufnahme durch einen geschulten Visiteur,
  c) die Pflegedienstleitung führt mindestens eine modulare Pflegevisite pro Monat eigenständig durch,
  d) anlassbezogen bei gravierenden Beschwerden hinsichtlich Pflege und Betreuung.
- Die Wohnbereichsleitung bzw. Stationsleitung begleitet/kontrolliert die Umsetzung der festgelegten Handlungsaufträge aus den kritischen Befunden.

- Wird als kritischer Befund eine Gefährdung des Pflegeempfängers oder ein anderer erheblicher Mangel festgestellt, ist die Pflegedienstleitung sofort mündlich und anschließend schriftlich darüber in Kenntnis zu setzen. Sie veranlasst die erforderlichen Maßnahmen, dokumentiert diese und überwacht deren Umsetzung.
- Die vereinbarten Handlungsaufträge einer jeden modularen Pflegevisite erhält die Pflegedienstleitung als Kopie. Die Pflegedienstleitung erstellt mindestens einmal jährlich eine statistische Auswertung für den Qualitätsbericht. Die Pflegedienstleitung leitet Ergebnisinterpretationen hinsichtlich der festgestellten Stärken und Verbesserungspotenziale ab.
- Die Dokumentationen der durchgeführten modularen Pflegevisiten werden in einem Ordner im Wohnbereich bzw. auf der Station abgelegt.

5. Messgrößen und Indikatoren

- Jahresplanung der pflegeempfängerbezogenen Pflegevisitentermine
- Anzahl der pro Jahr durchgeführten modularen Pflegevisiten im Verhältnis zu der Anzahl der Pflegeempfänger
- Dokumentation und Aufzeichnungen der modularen Pflegevisite
- Internes Audit
- Heimaufsicht
- MDK

9.3 Definition und Klassifikation des kritischen Befunds

Definition kritischer Befund

Ein kritischer Befund wird bei einer negativen Abweichung des festgelegten Qualitätsniveaus festgestellt.

Das Maß der Abweichung wird in der Klassifikation dargestellt (▶ Tab. 9.2).

Tab. 9.2: Klassifikation von kritischen Befunden

Zielerreichung des festgelegten Qualitätsniveaus	Klassifikation
0 %	Das geforderte Qualitätsniveau ist in sehr geringem Maße bzw. nicht erkennbar.
25 %	Das geforderte Qualitätsniveau wird in Ansätzen erreicht.
50 %	Das geforderte Qualitätsniveau wird zum Teil erreicht.
75 %	Das geforderte Qualitätsniveau wird überwiegend erreicht.
100 %	Das geforderte Qualitätsniveau wird vollständig erreicht.

Wird ein kritischer Befund mit einer Zielerreichung des festgelegten Qualitätsniveaus von 0 % bis zu 89 % festgestellt, muss ein entsprechender Handlungsauftrag zur vollständigen Erreichung des geforderten Qualitätsniveaus erteilt werden (▶ Tab. 9.3). Bei einer negativen Abweichung des geforderten Qualitätsniveaus von höchstens 10 % ist die Festlegung eines Handlungsauftrages in der Ermessungssache des Visiteurs. Diese Entscheidung muss fachlich begründet sein, z. B. einmaliges Ereignis aufgrund nicht beeinflussbarer Faktoren. Der Handlungsauftrag muss klar beschrieben sein und inhaltlich in Beziehung zum kritischen Befund stehen. Weiterhin müssen die jeweils Verantwortlichen für die Durchführung sowie der Zieltermin definiert werden.

Tab. 9.3: Beispiel für die Klassifikation von kritischen Befunden

Kritischer Befund	Das Dekubitusrisiko wurde pflegefachlich nicht bewertet.
Handlungsauftrag	Durchführung der pflegefachlichen Risikoeinschätzung zur Dekubitusgefährdung bei Herrn Ben Navis.
Verantwortlicher	Pflegebezugsfachkraft Frau Lomond
Zieltermin	03.10.2017

9.4 Auswahl der Module bzw. Modulpakete

Der Visiteur kann aus den zur Verfügung stehenden Modulen frei auswählen (▶ Abb. 9.1). Es ist daher möglich nur ein Modul, z. B. nationaler Expertenstandard »Sturzprophylaxe in der Pflege«, zu einer punktuellen modularen Pflegevisite zu wählen, wenn aktuell ein Gefährdungspotenzial bei einem Pflegeempfänger vermutet wird. Grundsätzlich wird empfohlen, verschiedene Schemata z. B. in einer einrichtungsinternen Prozessbeschreibung zu definieren. In dieser Prozessbeschreibung sollte

9.4 Auswahl der Module bzw. Modulpakete

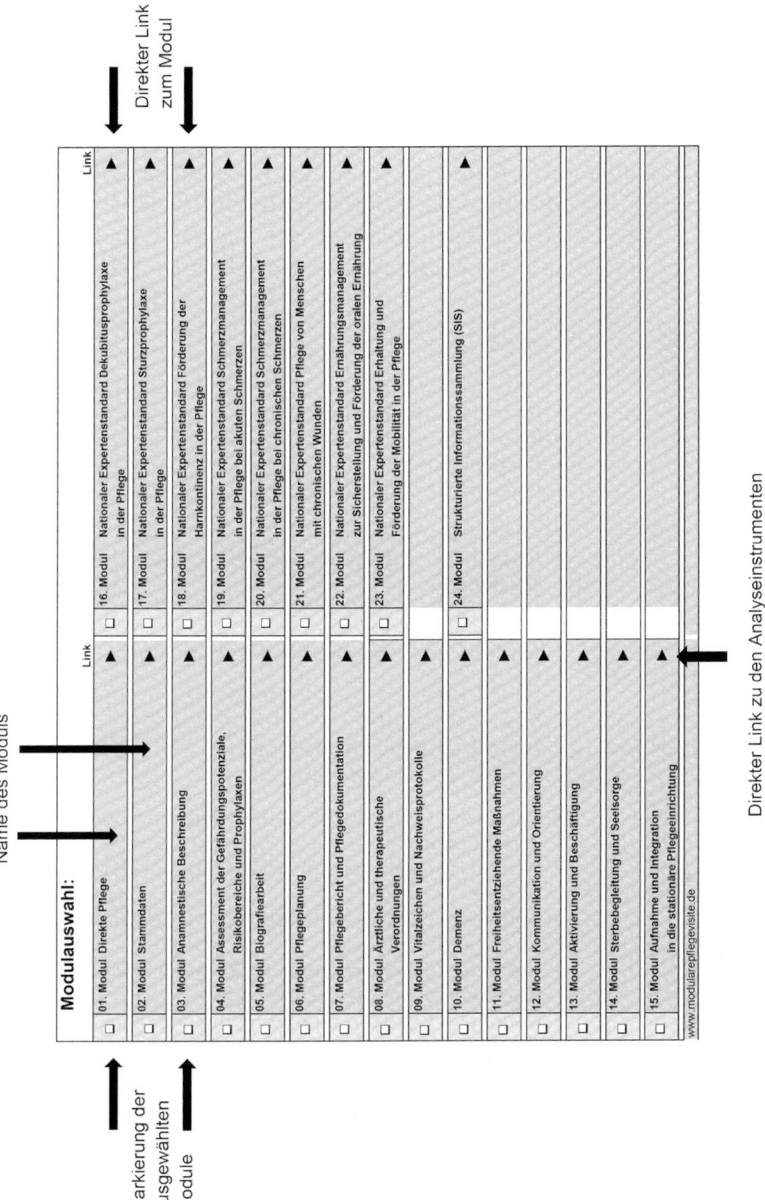

Abb. 9.1: Einzelmodulauswahl

festgelegt werden, welche Module grundsätzlich und welche nur anlassbezogen zu bearbeiten sind. Ein Modul wie zum Beispiel Stammdaten ist sicher sinnvoll in der ersten modularen Pflegevisite auszuwählen, um damit einen Teil zur systematischen Auswertung der Heimeinzugsphase beizutragen. Sind alle Stammdateninformationen erhoben, kommt es in der Regel in diesem Themenbereich nur selten zu Veränderungen. Ein

Modul, das andererseits regelmäßig bearbeitet werden sollte, stellt zum Beispiel die Pflegeplanung dar. Wird nur ein Modul bzw. werden verschiedene einzelne Module bearbeitet, so stellen die Ergebnisse immer nur einen Teil des Pflegeprozesses dar.

Für eine direkte Orientierung am Pflegeprozess werden vom Autor die unten aufgeführten Modulpakete für die Durchführung empfohlen (▶ Tab. 9.4). Die Modulpakete setzen sich aus einzelnen Modulen zusammen. Die Zusammensetzungen der Modulpakete sind entsprechend aus der Theorie des Pflegeprozesses abgeleitet (▶ Abb. 9.2).

Tab. 9.4: Übersicht der Modulpakete

Thema des Modulpakets	Module
Pflegeprozessplanung	• Anamnestische Beschreibung • Biografiearbeit • Pflegeplanung • Pflegebericht und Pflegedokumentation
Risikomanagement	• Anamnestische Beschreibung • Assessment Gefährdungspotenziale, Risikobereiche und Prophylaxen • Freiheitsentziehende Maßnahmen
Begleitende und unterstützende Planung	• Ärztliche und therapeutische Verordnungen • Vitalzeichen
Soziales Umfeld	• Freiheitsentziehende Maßnahmen • Aktivierung und Beschäftigung
Expertenstandards in der Pflege	• Nationaler Expertenstandard »Dekubitusprophylaxe in der Pflege« • Nationaler Expertenstandard »Sturzprophylaxe in der Pflege« • Nationaler Expertenstandard »Förderung der Harnkontinenz in der Pflege« • Nationaler Expertenstandard »Schmerzmanagement in der Pflege bei akuten Schmerzen« • Nationaler Expertenstandard »Schmerzmanagement in der Pflege bei chronischen Schmerzen« • Nationaler Expertenstandard »Pflege von Menschen mit chronischen Wunden« • Nationaler Expertenstandard »Ernährungsmanagement zur Sicherstellung und Förderung der oralen Ernährung in der Pflege« • Nationaler Expertenstandard »Erhaltung und Förderung der Mobilität« (Stand 2014)
Seelsorge und Sterbebegleitung	• Gegenseitige Kommunikation und Orientierung • Sterbebegleitung und Seelsorge

Die ausgewählten Module könnten auf der Seite *Modulauswahl* z. B. mit einem Klick auf das Kästchen »☐« markiert werden. Somit ist nachweislich und übersichtlich der Geltungsbereich der Pflegevisite festgelegt. Weiterhin sind entsprechende Hyperlinks innerhalb der Vorlagen gesetzt. Somit ist ein schnelles und zielorientiertes Bearbeiten der Vorlagen möglich.

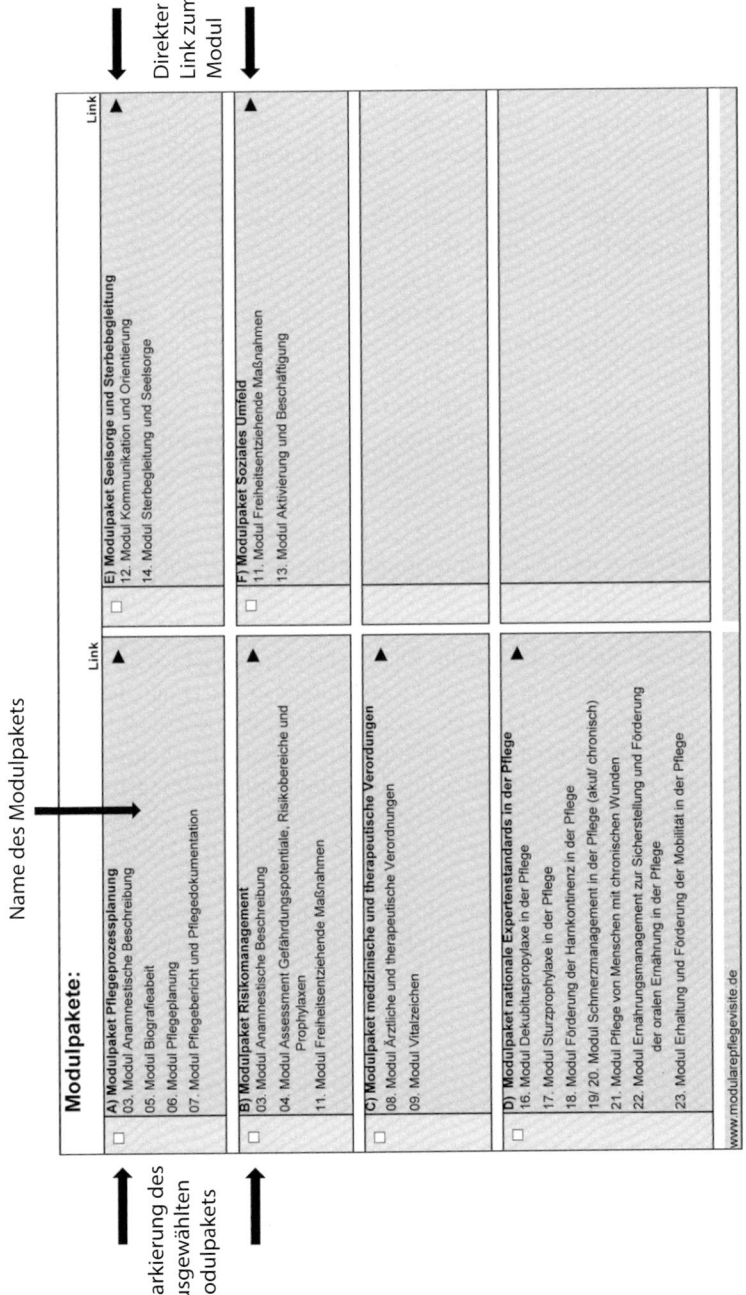

Abb. 9.2: Modulpaketauswahl

9.5 Beschreibungen der Einzelmodule

Alle Module sind systematisch und strukturell gleich aufgebaut (▶ Abb. 9.3). In der ersten Zeile sind alle relevanten Bezeichnungen der Spalte entsprechend eingetragen, die für die Anwendung des Moduls notwendig sind. Diese Zeile ist fixiert. Somit ist ein einfaches Scrollen möglich. In der ersten Spalte ist eine durchlaufende Nummer für die einzelnen Fragen eingetragen. Somit können einzelne Fragen konkret und präzise benannt bzw. auf diese verwiesen werden. In der folgenden Spalte ist die Bezeichnung des Moduls dargestellt. Unter dieser Spalte werden jeweils die einzelnen Fragen abgebildet. In der dritten Spalte ist der Wert der gewünschten Gewichtung der Fragestellung eingetragen. Der Wert muss mindestens die Zahl eins betragen. Der Autor gibt anfänglich eine Gewichtungsempfehlung. Diese Gewichtung kann je nach eigenen konzeptionellen Schwerpunkten in der Einrichtung durch die Verantwortlichen geändert und neu festgesetzt werden. Um eine kontinuierliche Vergleichbarkeit zu gewährleisten, dürfen nur modulare Pflegevisiten verglichen werden, bei denen die gleiche Gewichtung der Fragestellungen und die gleiche Modulauswahl zugrunde liegt. In der vierten Spalte wird die Erfüllung der Fragestellung in Prozentwerten eingetragen (▶ Kap. 9.3 *Definition und Klassifikation des kritischen Befunds*). In der folgenden fünften Spalte wird die erreichte Punktezahl der jeweiligen Fragestellung automatisch errechnet. Die maximal mögliche Punktzahl wird in der sechsten Spalte dargestellt. Die nächste Spalte gibt dem Visiteur die Möglichkeit die Fragestellung zu markieren, falls er ein hohes Risiko bzw. eine gefährliche Pflegesituation feststellt. Der kritische Befund wird als Text in der achten Spalte dokumentiert. Aus dem kritischen Befund leitet der Visiteur einen fachlichen Handlungsauftrag zur Beseitigung des kritischen Befunds ab und dokumentiert diesen in der neunten Spalte. In der zehnten Spalte wird der Verantwortliche für den Handlungsauftrag definiert. In der anschließenden Spalte wird das Zieldatum für die Beseitigung des kritischen Befunds festgelegt. Die letzte Spalte dient den Verantwortlichen als Ergebniskontrolle, dass der kritische Befund durch den Handlungsauftrag im Rahmen des Zieldatums beseitigt worden ist.

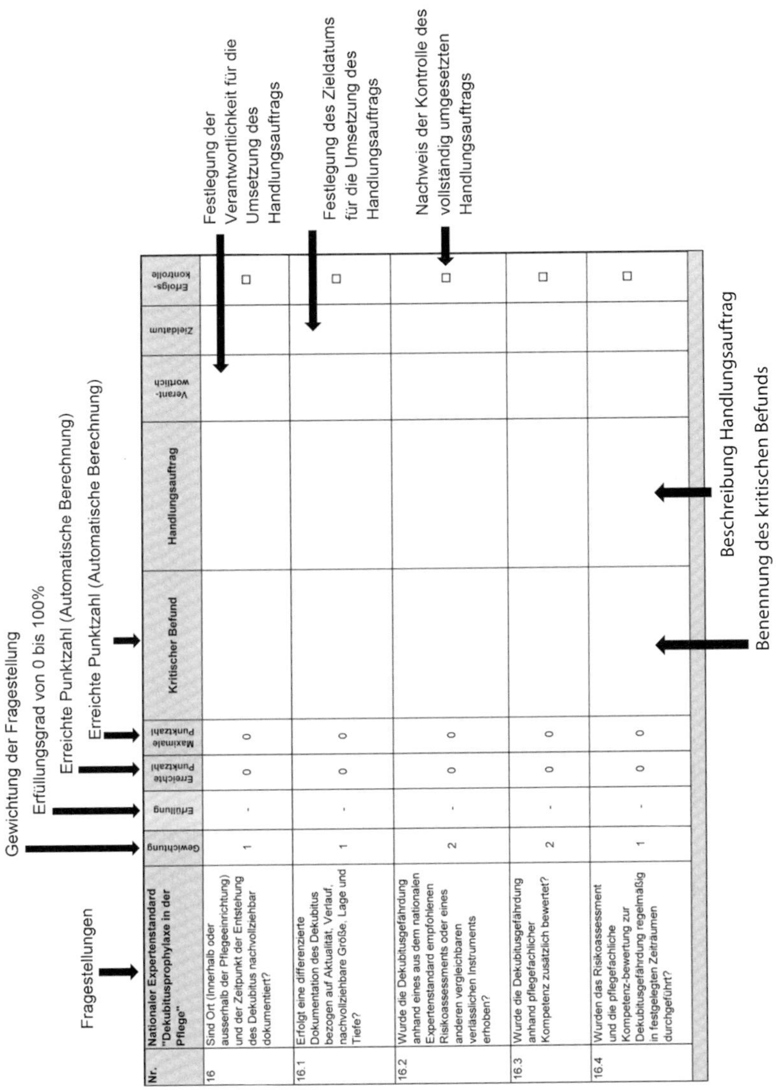

Abb. 9.3:
Modulbeschreibung

9.5.1 Modul 1: Direkte Pflege

Die Bezeichnung der direkten Pflege beinhaltet die pflegerische Versorgung und Betreuung analog der Pflegeplanung durch die Pflegekraft.

Um dieses Modul (▶ Tab. 9.5, Modul 1: Direkte Pflege) vollständig bearbeiten zu können, ist die persönliche Begleitung des Visiteurs bei der pflegerischen Versorgung Voraussetzung. Die Einwilligung des Pflegeempfängers ist nach Möglichkeit im Vorfeld einzuholen. Angehörige, Betreuer usw. sind analog der einrichtungsinternen Prozessbeschreibung zu informieren und sollten im Aufnahmegespräch bereits darauf hingewiesen werden, dass einrichtungsintern die modulare Pflegevisite als ein Instrument der Qualitätssicherung angewendet wird.

Tab. 9.5: Modul 1: Direkte Pflege

Nr.	Fragestellung	Messkriterium/Ziel
1	Wird die erforderliche Körperpflege den Bedürfnissen und Gewohnheiten des Pflegeempfängers entsprechend durchgeführt?	Die erforderliche Körperpflege wird den Bedürfnissen und Gewohnheiten des Pflegeempfängers entsprechend durchgeführt (vgl. Frage 29 der Pflege-Transparenzvereinbarung stationär (PTVS) in der Fassung vom 10.06.2013 basierend auf der Vereinbarung nach § 115 Abs. 1a Satz 6 und der Qualitätsprüfung nach § 114 Abs. 1 SGB XI)
1.1	Wird der mit dem Pflegeempfänger vereinbarte Zeitpunkt/-raum für die Durchführung der Körperpflege eingehalten?	Prüfung, ob der mit dem Pflegeempfänger vereinbarte Zeitpunkt/-raum für die Durchführung der Körperpflege eingehalten wird, hat stattgefunden. Für die Beurteilung kann der Pflegeempfänger befragt und die Pflegedokumentation mit dem Leistungsnachweis geprüft werden (vgl. Frage 60 der PTVS in der Fassung vom 10.06.2013 basierend auf der Vereinbarung nach § 115 Abs. 1a Satz 6 und der Qualitätsprüfung nach § 114 Abs. 1 SGB XI).
1.2	Findet eine wertschätzende Kommunikation mit dem Pflegeempfänger statt?	Die Pflegekraft kommuniziert professionell, wertschätzend und der Gesundheitssituation entsprechend mit dem Pflegeempfänger, Patienten bzw. Kunden. Ist er nicht mehr in der Lage, verbal oder nonverbal zu kommunizieren, findet gleichermaßen eine wertschätzende Kommunikation statt (vgl. Frage 67 der PTVS in der Fassung vom 10.06.2013 basierend auf der Vereinbarung nach § 115 Abs. 1a Satz 6 und der Qualitätsprüfung nach § 114 Abs. 1 SGB XI).
1.3	Werden die einzelnen Pflegemaßnahmen mindestens verbal und bei Bedarf nonverbal angekündigt?	Der Pflegeempfänger, Patient bzw. Kunde ist bereits vor der Durchführung der einzelnen Pflegemaßnahmen darüber informiert und kann sich diesbezüglich darauf einstellen. Mögliche negativ überraschende Situationen finden nicht statt.
1.4	Wird die Intimsphäre des Pflegeempfängers bewahrt?	Wurden Maßnahmen zum Schutz der Intimsphäre durchgeführt, z. B. Körperteile mit der Decke oder mit dem Handtuch abgedeckt, eine Zwischenwand ist aufgestellt usw. Ein vollständiges nacktes Daliegen des Pflegeempfängers, Patienten bzw. Kunden findet nicht statt (vgl. Frage 63 der PTVS in der Fassung vom

9.5 Beschreibungen der Einzelmodule

Tab. 9.5: Modul 1: Direkte Pflege – Fortsetzung

Nr.	Fragestellung	Messkriterium/Ziel
		10.06.2013 basierend auf der Vereinbarung nach § 115 Abs. 1a Satz 6 und der Qualitätsprüfung nach § 114 Abs. 1 SGB XI).
1.5	Werden die geplanten Pflegemaßnahmen den individuellen Bedürfnissen kurzfristig oder während der Pflegemaßnahme angepasst?	Verbale bzw. nonverbale Kommunikation wird vom Pflegeempfänger, Patient bzw. Kunden wahrgenommen und die Pflegemaßnahmen werden bei Bedarf entsprechend angepasst.
1.6	Werden die in der Einrichtung gültigen Pflegestandards vollständig und fachgerecht eingehalten?	Die Sichtprüfung und Ist/Soll-Bewertung anhand der in der Einrichtung gültigen Pflegestandards hat stattgefunden.
1.7	Werden die in der Einrichtung gültigen Hygienestandards vollständig und fachgerecht eingehalten?	Die Sichtprüfung und Ist/Soll-Bewertung anhand der in der Einrichtung gültigen Hygienestandards hat stattgefunden.
1.8	Ist die Ergebnisqualität der durchgeführten Pflegemaßnahmen entsprechend der Einwirkungsmöglichkeiten der Pflegekräfte einwandfrei?	Die Sichtprüfung und Ist/Soll-Bewertung anhand der in der Einrichtung gültigen Pflegestandards sowie sonstigen fachlichen Vorgaben hat stattgefunden. Nach Möglichkeit kann der Pflegeempfänger, Patient bzw. Kunde zur subjektiven Zufriedenheit befragt werden (vgl. Frage 29 der PTVS in der Fassung vom 10.06.2013 basierend auf der Vereinbarung nach § 115 Abs. 1a Satz 6 und der Qualitätsprüfung nach § 114 Abs. 1 SGB XI).
1.9	Werden durch die Pflegekraft festgestellte kritische Ereignisse entsprechend dokumentiert?	Prüfung der Pflegedokumentation (z. B. Pflegebericht, Tagestruktur usw.) im Vergleich zur aktuellen Gesundheitssituation des Pflegeempfängers, Patienten bzw. Kunden hat stattgefunden.
1.10	Sind der Pflegekraft kritische Hautzustände bekannt und werden diese bei der direkten Pflegemaßnahme beachtet bzw. behandelt?	Eine fachliche Sichtprüfung zur aktuellen Gesundheitssituation des Pflegeempfängers, Patienten bzw. Kunden im Vergleich zum geplanten Pflegeprozess hat stattgefunden.
1.11	Sind der Pflegekraft kritische Kontrakturen und Bewegungseinschränkungen bekannt und werden diese bei der direkten Pflegemaßnahme beachtet bzw. prophylaktisch behandelt?	Eine fachliche Sichtprüfung zur aktuellen Gesundheitssituation des Pflegeempfängers, Patienten bzw. Kunden im Vergleich zum geplanten Pflegeprozess hat stattgefunden.
1.12	Sind der Pflegekraft kritische Schmerzstände bekannt und werden diese bei der direk-	Eine fachliche Sichtprüfung zur aktuellen Gesundheitssituation des Pflegeempfängers, Patienten bzw. Kunden im Ver-

Tab. 9.5:
Modul 1: Direkte
Pflege – Fortsetzung

Nr.	Fragestellung	Messkriterium/Ziel
	ten Pflegemaßnahme beachtet bzw. wird versucht, diese durch pflegerische Maßnahmen zu verhindern?	gleich zum geplanten Pflegeprozess hat stattgefunden.
1.13	Ist die Ergebnisqualität der durchgeführten Mund- und Zahnpflege bzw. Prothesenpflege einwandfrei? Ist die Durchführung den Gewohnheiten des Pflegeempfängers angepasst?	Fachliche Sichtprüfung durchführen. Prüfung Pflegeprozess anhand der Pflegeplanung. Die Ergebnisqualität der durchgeführten Mund- und Zahnpflege bzw. Prothesenpflege ist einwandfrei. Die Durchführung ist den Gewohnheiten des Pflegeempfängers, Patienten bzw. Kunden angepasst (vgl. Frage 30 der PTVS in der Fassung vom 10.06.2013 basierend auf der Vereinbarung nach § 115 Abs. 1a Satz 6 und der Qualitätsprüfung nach § 114 Abs. 1 SGB XI).
1.14	Findet eine ressourcenorientierte und aktivierende Pflege statt?	Eine fachliche Sichtprüfung zur aktuellen Gesundheitssituation des Pflegeempfängers, Patienten bzw. Kunden im Vergleich zum geplanten Pflegeprozess hat stattgefunden (vgl. Frage 62 der PTVS in der Fassung vom 10.06.2013 basierend auf der Vereinbarung nach § 115 Abs. 1a Satz 6 und der Qualitätsprüfung nach § 114 Abs. 1 SGB XI).
1.15	Wird der Pflegeempfänger nach Möglichkeit gefragt, welche Kleidung er anziehen möchte bzw. werden Wünsche aus der Anamnese bzw. Biografie umgesetzt?	Der Pflegeempfänger, Patient bzw. Kunde ist nach Möglichkeit gefragt worden, welche Kleidung er anziehen möchte bzw. es werden die dokumentierten Wünsche aus der Anamnese bzw. Biografie umgesetzt (vgl. Frage 69 der PTVS in der Fassung vom 10.06.2013 basierend auf der Vereinbarung nach § 115 Abs. 1a Satz 6 und der Qualitätsprüfung nach § 114 Abs. 1 SGB XI).
1.16	Wird die direkte Pflege überdurchschnittlich häufig von derselben Pflegekraft durchgeführt?	Prüfung, ob die direkte Pflege überdurchschnittlich häufig von derselben Pflegekraft durchgeführt wurde, hat stattgefunden. Zur Prüfung können Pflegeempfänger befragt oder Ablaufpläne und Dienstpläne überprüft werden (vgl. Frage 31 der PTVS in der Fassung vom 10.06.2013 basierend auf der Vereinbarung nach § 115 Abs. 1a Satz 6 und der Qualitätsprüfung nach § 114 Abs. 1 SGB XI).

9.5.2 Modul 2: Stammdaten

In den Stammdaten (▶ Tab. 9.6) werden alle relevanten Daten zur Person, zum Angehörigenumfeld, ggf. zum gesetzlichen Betreuer und zu sonstigen Bezugspersonen, zu den ärztlichen Informationen, z. B. die Kontaktdaten des behandelnden Hausarztes, zu verwaltungsrelevanten Informationen, z. B. Angaben zu Pflegegraden (früher Pflegestufe) sowie Informationen, die direkt die Pflege betreffen, z. B. Angaben zu den Hilfsmitteln, aufgeführt. Den genauen Umfang der Informationsdaten sowie den Zeitpunkt der Erhebung, z. B. im Aufnahmegespräch, regelt die Einrichtung selbstständig. Diese Regelungen sollten in einer Prozessbeschreibung zur Aufnahme und Integration in die stationäre Pflegeeinrichtung festgehalten werden. Die Stammdaten sind aktuell und übersichtlich zu halten.

Tab. 9.6: Modul 2: Stammdaten

Nr.	Fragestellung	Messkriterium/Ziel
2	Sind die persönlichen Daten vollständig aufgeführt?	Alle relevanten Daten zur Identifikation des Pflegeempfängers, Patienten bzw. Kunden sind aufgeführt. Alle Vorgabefelder für Informationen des jeweiligen Stammblattes des einrichtungsinternen verwendeten Dokumentationssystems sind bearbeitet.
2.1	Ist der aktuelle Pflegegrad aufgeführt?	Die Information über den Pflegegrad (früher Pflegestufe) liegt vor. Der Pflegegrad wird in vielen Fällen benötigt, z. B. beim Kontakt mit dem Kostenträger, für die Verwaltung bei der Rechnungsstellung oder als ein Anhaltspunkt der pflegerischen Unterstützung und Begleitung.
2.2	Ist die aktuelle Pflegebezugskraft definiert?	Die für den Pflegeprozess verantwortliche Pflegebezugskraft ist benannt. Dem Pflegeempfänger, Patienten bzw. Kunden, Angehörigen sowie sonstigen am Pflegeprozess Beteiligten muss die Pflegebezugskraft bekannt sein und Kontaktmöglichkeiten müssen zur Verfügung stehen.
2.3	Sind die An- und Abwesenheiten des Pflegeempfängers nachweislich dokumentiert?	Es ist nachweislich dokumentiert, in welcher Zeit der Pflegeempfänger, Patient bzw. Kunde in der Pflegeeinrichtung war und wann keine Anwesenheit bestand. Die Anforderung besteht primär aus haftungsrechtlicher Sicht sowie zur Kostenklärung gegenüber den Kostenträgern.
2.4	Sind die Kontaktdaten der Angehörigen und Bezugspersonen aufgeführt?	Alle relevanten Kontaktdaten zu den Angehörigen bzw. Bezugspersonen müssen zur Verfügung stehen, damit z. B. in Krisensituationen ein schneller Kontakt hergestellt werden kann. Weiterhin ist nach Möglichkeit die grundsätzliche Erreichbarkeit zu klären, z. B. Nachtanrufe bei den Angehörigen/Bezugspersonen usw.

Tab. 9.6:
Modul 2: Stammdaten
– Fortsetzung

Nr.	Fragestellung	Messkriterium/Ziel
2.5	Sind die Kontaktdaten der Ärzte und Therapeuten aufgeführt?	Alle relevanten Kontaktdaten zu den behandelnden Ärzten und Therapeuten müssen zur Verfügung stehen, damit die kontinuierliche medizinische bzw. therapeutische Versorgung gewährleistet werden kann oder z. B. in einer Krisensituation ein schneller Kontakt hergestellt werden kann. Weiterhin ist nach Möglichkeit die grundsätzliche Erreichbarkeit zu klären, z. B. Nachtanrufe beim Arzt usw.
2.6	Sind die Kontaktdaten der gesetzlichen Betreuung aufgeführt?	Alle relevanten Kontaktdaten zu den Angehörigen bzw. Bezugspersonen müssen zur Verfügung stehen, damit die gesetzliche Vertretung bei Entscheidungen gewährleistet werden kann oder z. B. in einer Krisensituation ein schneller Kontakt hergestellt werden kann. Weiterhin ist nach Möglichkeit die grundsätzliche Erreichbarkeit zu klären, z. B. Nachtanrufe beim gesetzlichen Betreuer usw.
2.7	Sind Informationen zu den finanziellen Angelegenheiten aufgeführt?	Damit der Pflegeempfänger, Patient bzw. Kunde bei finanziellen Angelegenheiten z. B. Friseur- oder Fußpflegerechnung unterstützt werden kann, müssen die hierfür notwendigen Daten, notariellen Vereinbarungen sowie die entsprechenden Kontaktpersonen bekannt sein.
2.8	Sind Informationen zum Eigentum oder zu Dokumenten aufgeführt?	Dokumente bzw. sonstige Gegenstände stellen ein persönliches Eigentum des Pflegeempfängers, Patienten bzw. Kunden dar und müssen daher jederzeit ihm zuordenbar sein. Weiterhin ist der Aufbewahrungsort von Dokumenten z. B. der Patientenverfügung festzulegen.
2.9	Sind die eigenen Hilfsmittel des Pflegeempfängers benannt?	Eigene Hilfsmittel stellen ein persönliches Eigentum des Pflegeempfängers, Patienten bzw. Kunden dar und müssen daher jederzeit ihm zuordenbar sein. Weiterhin ist die Eigentumsfrage bei notwendigen Reparaturen bzw. Neuanschaffungen relevant.
2.10	Sind Informationen bzgl. dem Sozialen und Religiösen bekannt und aufgeführt?	Bekenntnisse zum Atheismus, zu einer Religion oder weiteren Glaubensansichten sind wichtige Informationen, um den betreffenden Pflegeempfänger, Patienten bzw. Kunden bei der Ausübung zu unterstützen bzw. dass in schwierigen Lebenssituationen eine entsprechende Begleitung angeboten werden kann. Nach Möglichkeit und auf Wunsch sind Bestattungswünsche und Seelsorgewünsche festzuhalten.

9.5.3 Modul 3: Anamnestische Beschreibung

In der Pflegeanamnese werden Fähigkeiten, Ressourcen, Einschränkungen und Probleme sowie mögliche existenzielle Erfahrungen des Pflegeempfängers beschrieben. Nach Möglichkeit werden Pflegeempfänger, Patienten bzw. Kunden und Angehörige aktiv in die Anamneseerstellung mit einbezogen.

> »Die Entscheidung, welches Pflegemodell den Anforderungen der Einrichtung entspricht und die entsprechende Auswahl eines geeigneten Pflegemodells liegt bei den Leitungsverantwortlichen. Sichergestellt werden muss, dass das gewählte Pflegemodell in der Pflegedokumentation abgebildet wird« (BmFSFJ, 2007).

Die Pflegeprobleme müssen präzise formuliert sein und die jeweiligen Ursachen genannt werden. Anhand der erhobenen Informationen ergibt sich ein umfassendes Fähigkeits- und Problemprofil (▶ Tab. 9.7).

Tab. 9.7: Modul 3: Anamnestische Beschreibung

Nr.	Fragestellung	Messkriterium/Ziel
3	Ist eine vollständige Anamnese entsprechend dem in der Einrichtung angewandten Pflegemodell erstellt?	Die vollständige Anamnese liegt als Grundlage für die Pflegeprozessplanung vor.
3.1	Sind die Probleme in der Anamnese mit den entsprechenden Ursachen präzise beschrieben?	Die präzise Beschreibung der Probleme ist Grundlage für die fachliche und sinnvolle Maßnahmenbeschreibung in der Pflegeplanung.
3.2	Sind die Ressourcen in der Anamnese präzise beschrieben?	Die präzise Beschreibung der Ressourcen ist Grundlage für die aktivierende, ressourcenorientierte und individualisierte Maßnahmenbeschreibung in der Pflegeplanung.
3.3	Sind die Formulierungen in der Anamnese fachlich korrekt? (Es sind keine Pflegemaßnahmen beschrieben)	In der Anamnese sind Probleme und Ressourcen und keine Pflegemaßnahmen beschrieben worden.
3.4	Ist das Erstellungsdatum und ggf. das Evaluierungsdatum der Pflegeanamnese dokumentiert?	Das Erstellungsdatum der Anamnese ist dokumentiert. Sind elementare Lebensereignisse eingetreten, so muss eine evaluierte Anamnese mit entsprechendem Datum vorliegen.
3.5	Ist eindeutig erkennbar, von wem die Informationen aus der Anamnese stammen?	Für die Einschätzung der Informationen sowie für Rückfragen muss die Informationsquelle ersichtlich sein.

9.5.4 Modul 4: Assessment der Gefährdungspotenziale, Risikobereiche und Prophylaxen

Besondere Beachtung erfahren die Gefährdungspotenziale/Risikobereiche eines Pflegeempfängers (▶ Tab. 9.8). Diese Gefährdungspotenziale/Risikobereiche werden durch Risikoassessments bewertet und zusätzlich durch die pflegefachliche Einschätzung bzw. durch nachweisbare individuelle Erfahrungswerte bestätigt. Grundsätzlich sollten entsprechend valide und reliable bzw. aus den nationalen Expertenstandards in der Pflege empfohlene Risikoassessments angewendet werden. Besteht bei einem Pflegeempfänger ein entsprechendes Gefährdungspotenzial und Risikobereich, dann müssen diese Aspekte erfasst und im weiteren Pflegeprozess umfassend bearbeitet werden. Der Pflegeempfänger, Patient bzw. Kunde darf nicht der Gefahr ausgesetzt sein, an einer zusätzlichen Krankheit bzw. einer Komplikation zu erkranken (Lungenentzündung, Versteifung der Gelenke, Stürze, Wundliegen etc.), die durch professionelles pflegerisches Handeln potenziell vermeidbar gewesen wäre. Auf die Gefährdungspotenziale und Risikobereiche muss daher pflegefachlich reagiert werden. Diese Maßnahmen (Prophylaxen) stellen einen zentralen Verantwortungs- und Tätigkeitsbereich der Pflege dar.

Tab. 9.8: Modul 4: Assessment der Gefährdungspotenziale und Risikobereiche, Prophylaxen

Nr.	Fragestellung	Messkriterium/Ziel
4	Wurde die Dekubitusgefährdung anhand eines aus dem nationalen Expertenstandard empfohlenen Risikoassessments oder eines anderen vergleichbaren verlässlichen Instruments erhoben?	Die Prüfung, ob die Dekubitusgefährdung anhand eines aus dem nationalen Expertenstandard empfohlenen Risikoassessments oder eines anderen vergleichbar verlässlichen Instruments bewertet wurde, hat stattgefunden (vgl. Frage 1 der Pflege-Transparenzvereinbarung stationär (PTVS) in der Fassung vom 10.06.2013 basierend auf der Vereinbarung nach § 115 Abs. 1a Satz 6 und der Qualitätsprüfung nach § 114 Abs. 1 SGB XI sowie den Prozess- und Ergebniskriterien P1/E1 im Expertenstandard Dekubitusprophylaxe in der Pflege, 2010).
4.1	Wurde die Dekubitusgefährdung anhand pflegefachlicher Kompetenz zusätzlich bewertet?	Die Dekubitusgefährdung wurde anhand pflegefachlicher Kompetenz zusätzlich bewertet. Die pflegefachliche Bewertung ist grundsätzlich höher einzustufen als das Ergebnis aus einem der empfohlenen Risikoassessments aus dem Expertenstandard Dekubitusprophylaxe in der Pflege (vgl. Frage 1 der PTVS* sowie den Prozess- und Ergebniskriterien P1/E1 im Expertenstandard Dekubitusprophylaxe in der Pflege, 2010).

Tab. 9.8:
Modul 4: Assessment der Gefährdungspotenziale und Risikobereiche, Prophylaxen – Fortsetzung

Nr.	Fragestellung	Messkriterium/Ziel
4.2	Wurden das Risikoassessment und die pflegefachliche Kompetenzbewertung zur Dekubitusgefährdung regelmäßig in festgelegten Zeiträumen durchgeführt?	Das Risikoassessment und die pflegefachliche Kompetenzbewertung zur Dekubitusgefährdung sind regelmäßig fachlich bewertet und nach einrichtungsinternen Festlegungen evaluiert. Die Prüfung, ob das Evaluierungsdatum eingehalten wurde, hat stattgefunden (vgl. Prozess- und Ergebniskriterien P1/E2 im Expertenstandard Dekubitusprophylaxe in der Pflege, 2010).
4.3	Werden die erforderlichen Dekubitusprophylaxen durchgeführt?	Eine fachliche Prüfung zur aktuellen Gesundheitssituation des Pflegeempfängers, Patienten bzw. Kunden im Vergleich zum geplanten Pflegeprozess hat stattgefunden. Die erforderlichen Dekubitusprophylaxen werden durchgeführt (vgl. Prozess- und Ergebniskriterien P2/E2 im Expertenstandard Dekubitusprophylaxe in der Pflege, 2010).
4.4	Wurde die Sturzgefährdung anhand eines aus dem nationalen Expertenstandard empfohlenen Risikoassessments mit personen-, medikamenten-, und umgebungsbezogenen Sturzrisikofaktoren erhoben?	Die Prüfung, ob die Sturzrisikogefährdung anhand eines aus dem nationalen Expertenstandard empfohlenen Risikoassessments mit personen-, medikamenten-, und umgebungsbezogenen Sturzrisikofaktoren erhoben wurde, hat stattgefunden (vgl. Frage 18 der PTVS* sowie den Prozess- und Ergebniskriterien P1/E1 im Expertenstandard Sturzprophylaxe in der Pflege, 2010).
4.5	Wurde die Risikogefährdung anhand pflegefachlicher Kompetenz zusätzlich bewertet?	Die Sturzrisikogefährdung ist anhand pflegefachlicher Kompetenz zusätzlich bewertet worden. Die bisherigen Risikoassessments, wie im Expertenstandard beschrieben, sind derzeit nicht in dem notwendigen Maße valide, um treffsichere Einschätzungen zu liefern (vgl. Frage 18 der PTVS* sowie den Prozess- und Ergebniskriterien P1/E1 im Expertenstandard Sturzprophylaxe in der Pflege, 2010).
4.6	Wurden das Risikoassessment und die pflegefachliche Kompetenzbewertung zur Risikogefährdung regelmäßig in festgelegten Zeiträumen durchgeführt?	Das Risikoassessment und die pflegefachliche Kompetenzbewertung zur Risikogefährdung sind regelmäßig fachlich bewertet und nach einrichtungsinternen Festlegungen evaluiert. Die Prüfung, ob das Evaluierungsdatum eingehalten wurde, hat stattgefunden (vgl. Prozess- und Ergebniskriterien P1/E1 im Expertenstandard Sturzprophylaxe in der Pflege, 2010).
4.7	Werden bei Pflegeempfängern mit erhöhtem Sturzrisiko die notwendigen erforderlichen prophylakti-	Die Prüfung, ob die notwendigen erforderlichen prophylaktischen Maßnahmen gegen Stürze, z. B. Umgebungsanpassung, Einsatz von Hilfsmitteln, Muskelaufbautraining etc. durchgeführt werden, ist er-

9 Anwendung der modularen Pflegevisite

Tab. 9.8:
Modul 4: Assessment der Gefährdungspotenziale und Risikobereiche, Prophylaxen – Fortsetzung

Nr.	Fragestellung	Messkriterium/Ziel
	schen Maßnahmen gegen Stürze durchgeführt?	folgt (vgl. Frage 19 der PTVS* sowie den Prozess- und Ergebniskriterien P3/E3/P4/E4 im Expertenstandard Sturzprophylaxe in der Pflege, 2010).
4.8	Wurde die Risikogefährdung anhand pflegefachlicher Kompetenz und der Anamnese bewertet?	Die Prüfung, ob Risikofaktoren und Anzeichen für eine Harninkontinenz identifiziert sind, hat stattgefunden (vgl. Frage 16 der PTVS* sowie den Prozess- und Ergebniskriterien im Expertenstandard Förderung der Harnkontinenz in der Pflege, 2014).
4.9	Ist bei Kontinenzproblemen eine differenzierte Einschätzung der Kontinenzsituation, des Kontinenzprofils und der Ressourcen erfolgt?	Die Prüfung, ob eine differenzierte Einschätzung der Kontinenzsituation, der Ressourcen und des Kontinenzprofils bei Kontinenzproblemen vorliegt, hat stattgefunden (vgl. Frage 16 der PTVS* sowie den Prozess- und Ergebniskriterien P2/E2 im Expertenstandard Förderung der Harnkontinenz in der Pflege, 2014).
4.10	Wurden das Risikoassessment und die pflegefachliche Kompetenzbewertung zur Harninkontinenzgefährdung regelmäßig im festgelegten Zeitraum durchgeführt?	Das Evaluierungsdatum für die Aktualisierung des Risikoassessments sowie für die pflegefachliche Kompetenzbewertung wird bei der Implementierung des nationalen Expertenstandards »Förderung der Harnkontinenz in der Pflege« einrichtungsintern nachweislich festgelegt. Die Prüfung, ob das Evaluierungsdatum eingehalten wurde, hat stattgefunden Prozess- und Ergebniskriterien P1/E1 im Expertenstandard Förderung der Harnkontinenz in der Pflege, 2014).
4.11	Liegt ein Maßnahmenplan zum Erhalt oder zum Erreichen des angestrebten Kontinenzprofils vor? Ist dieser mit an der Versorgung des Pflegeempfängers beteiligten Dritten abgestimmt?	Die Prüfung, ob ein individueller im Pflegeprozess integrierter Maßnahmenplan zum Erhalt oder Erreichen des angestrebten Kontinenzprofils vorliegt, ist erfolgt (vgl. Frage 17 der PTVS* sowie den Prozess- und Ergebniskriterien P4/E4 im Expertenstandard Sturzprophylaxe in der Pflege, 2014).
4.12	Liegt ein Screening-Ergebnis zur Ernährungssituation bei der Aufnahme, bei akuten Veränderungen des Gesundheitszustands und in regelmäßigen Zeitabständen vor?	Die Prüfung, ob ein Screening zur Ernährungssituation bei der Aufnahme, bei akuten Veränderungen des Gesundheitszustands und in regelmäßigen Zeitabständen erhoben wurde, hat stattgefunden (vgl. Frage 7/10 der PTVS* und den Prozess- und Ergebniskriterien P1/E1 im Expertenstandard Ernährungsmanagement zur Sicherstellung und Förderung der oralen Ernährung in der Pflege).
4.13	Wurde bei einem durch das Screening festgestellten Risiko ein tieferführen-	Die Prüfung, ob ein ausführliches Assessment nach einem durch das Screening festgestellten Risiko durchgeführt wurde und

9.5 Beschreibungen der Einzelmodule

Nr.	Fragestellung	Messkriterium/Ziel
	des Assessment durchgeführt und fand eine pflegerische Gesamtbewertung statt?	eine pflegerisch Gesamtbewertung stattfand, hat stattgefunden (vgl. Frage 7/10 der PTVS* und den Prozess- und Ergebniskriterien P1/E1 im Expertenstandard Ernährungsmanagement zur Sicherstellung und Förderung der oralen Ernährung in der Pflege).
4.14	Wurden das Risikoassessment und die pflegefachliche Kompetenzbewertung zur Kachexiegefährdung regelmäßig im festgelegten Zeitraum durchgeführt?	Das Evaluierungsdatum für die Aktualisierung des Risikoassessments sowie für die pflegefachliche Kompetenzbewertung wird bei der Implementierung des nationalen Expertenstandards »Ernährungsmanagement zur Sicherstellung und Förderung der oralen Ernährung in der Pflege« einrichtungsintern nachweislich festgelegt. Die Prüfung, ob das Evaluierungsdatum eingehalten wurde, hat stattgefunden (vgl. Prozess- und Ergebniskriterien P1/E1 im Expertenstandard Ernährungsmanagement zur Sicherstellung und Förderung der oralen Ernährung in der Pflege).
4.15	Wird ein individueller und multiprofessioneller Maßnahmenplan zur Sicherstellung einer bedürfnisorientierten und bedarfsgerechten Ernährung durchgeführt?	Die Prüfung, ob ein individueller und multiprofessioneller Maßnahmenplan zur Sicherstellung einer bedürfnisorientierten und bedarfsgerechten Ernährung durchgeführt wird, hat stattgefunden. Dazu gehört die Gestaltung der Umgebung, flexible Speisen- und Getränkeauswahl, geeignete Darreichungsformen und die Einbindung von weiteren Fachexperten. (vgl. Frage 8/11 der PTVS* und den Prozess- und Ergebniskriterien P3/E3 im Expertenstandard Ernährungsmanagement zur Sicherstellung und Förderung der oralen Ernährung in der Pflege).
4.16	Wurde anhand von Ausscheidungskriterien und der pflegefachlichen Beurteilung eine Risikoeinschätzung zur Exsikkosegefährdung durchgeführt?	Die Prüfung, ob anhand von Ausscheidungskriterien und der pflegefachlichen Einschätzung eine Risikoeinschätzung zur Exsikkosegefährdung durchgeführt wurde, hat stattgefunden (vgl. Prozess- und Ergebniskriterien P1/E1 im Expertenstandard Ernährungsmanagement zur Sicherstellung und Förderung der oralen Ernährung in der Pflege.
4.17	Wird ein individueller und multiprofessioneller Maßnahmenplan zur Sicherstellung einer bedürfnisorientierten und bedarfsgerechten Flüssigkeitsversorgung durchgeführt?	Die Prüfung, ob ein individueller und multiprofessioneller Maßnahmenplan zur Sicherstellung einer bedürfnisorientierten und bedarfsgerechten Flüssigkeitsversorgung durchgeführt wird, hat stattgefunden. Dazu gehört die Gestaltung der Umgebung, flexible Speisen- und Getränkeauswahl, geeignete Darreichungsformen und die Einbindung von weiteren Fachex-

Tab. 9.8:
Modul 4: Assessment der Gefährdungspotenziale und Risikobereiche, Prophylaxen – Fortsetzung

Tab. 9.8:
Modul 4: Assessment der Gefährdungspotenziale und Risikobereiche, Prophylaxen – Fortsetzung

Nr.	Fragestellung	Messkriterium/Ziel
		perten (vgl. Frage 8/11 der PTVS* und den Prozess- und Ergebniskriterien P3/E3 im Expertenstandard Ernährungsmanagement zur Sicherstellung und Förderung der oralen Ernährung in der Pflege).
4.18	Erfolgte bei der Aufnahme bzw. Rückverlegung des Pflegeempfängers eine nachweisliche initiale Einschätzung von Schmerzen, zu erwartenden Schmerzen oder schmerzbedingten Problemen?	Die Prüfung, ob die Einschätzung von akuten Schmerzen, zu erwartenden Schmerzen oder schmerzbedingten Problemen bei der Aufnahme oder Rückverlegung anhand eines aus dem nationalen Expertenstandard empfohlenen Assessments erhoben wurde, hat stattgefunden. Eine aktuelle systematische und zielgruppenspezifische Schmerzeinschätzung und Verlaufskontrolle liegt vor (vgl. Frage 13 der PTVS* sowie den Prozess- und Ergebniskriterien P1/E1 im Expertenstandard Schmerzmanagement in der Pflege bei akuten Schmerzen, 2014).
4.19	Erfolgt beim Pflegeempfänger eine systematische und regelmäßige Schmerzeinschätzung sowie die Einschätzung der Schmerzen und schmerzbedingten Probleme in Ruhe und Belastung bzw. Bewegung?	Die Prüfung, ob eine systematische und regelmäßige Schmerzeinschätzung erfolgt und nach einrichtungsinternen Festlegungen evaluiert wird, hat stattgefunden. Die Prüfung, ob die Einschätzung der Schmerzen und schmerzbedingten Probleme in Ruhe und Belastung bzw. Bewegung erfolgt ist, hat stattgefunden (vgl. Frage 13 der PTVS* sowie den Prozess- und Ergebniskriterien P1/E1 im Expertenstandard Schmerzmanagement in der Pflege bei akuten Schmerzen, 2014).
4.20	Wurden in multidisziplinärer Absprache mit dem Pflegeempfänger und den Angehörigen pflegerische Maßnahmen zur Schmerzverhinderung bzw. -reduzierung mindestens angeboten und optimalerweise durchgeführt?	Die Prüfung, ob die Durchführung von pflegerischen Maßnahmen zur Schmerzreduzierung bzw. -verhinderung, z. B. spezielle Lagerungen, Kälte- und Wärmeanwendungen, angeboten und optimalerweise durchgeführt wurden sowie ob diese für die aktuelle Gesundheitssituation förderlich sind, hat stattgefunden. Die angewandten Maßnahmen haben sich positiv auf die Schmerzsituation oder die Eigenaktivität des Pflegeempfängers ausgewirkt (vgl. Prozess- und Ergebniskriterien P4/E4 im Expertenstandard Schmerzmanagement in der Pflege bei akuten Schmerzen, 2014).
4.21	Erfolgte bei der Aufnahme bzw. Rückverlegung des Pflegeempfängers eine nachweisliche initiale Einschätzung von Schmerzen, zu erwartenden Schmerzen oder schmerzbedingten Problemen sowie bei Schmerzen die Unterschei-	Die Prüfung, ob die Einschätzung von Schmerzen, zu erwartenden Schmerzen oder schmerzbedingten Problemen bei der Aufnahme oder Rückverlegung anhand eines aus dem nationalen Expertenstandard empfohlenen Assessments erhoben wurde, hat stattgefunden. Die Schmerzen sind in akut oder chronisch unterschieden. Eine aktuelle systematische und zielgruppen-

9.5 Beschreibungen der Einzelmodule

Nr.	Fragestellung	Messkriterium/Ziel
	dung in akut oder chronisch?	spezifische Schmerzeinschätzung und Verlaufskontrolle liegt vor (vgl. Frage 13 der PTVS* sowie den Prozess- und Ergebniskriterien P1/E1 im Expertenstandard Schmerzmanagement in der Pflege bei chronischen Schmerzen, 2015).
4.22	Erfolgte beim Pflegeempfänger mit einer stabilen Schmerzsituation eine systematische und regelmäßige Schmerzeinschätzung?	Die Prüfung, ob eine systematische und regelmäßige Schmerzeinschätzung stabiler Schmerzsituationen erfolgt und nach einrichtungsinternen Festlegungen evaluiert wird, hat stattgefunden (vgl. Prozess- und Ergebniskriterien P1/E1 im Expertenstandard Schmerzmanagement in der Pflege bei chronischen Schmerzen, 2014).
4.23	Wird ein individueller medizinischer und pflegerischer Behandlungsplan umgesetzt, welcher die Schmerzsituation, die Therapieziele und Selbstmanagementkompetenzen berücksichtigt?	Die Prüfung, ob ein individueller medizinischer und pflegerischer Behandlungsplan umgesetzt wird, welcher die Schmerzsituation, die Therapieziele und Selbstmanagementkompetenzen berücksichtigt, hat stattgefunden (vgl. Prozess- und Ergebniskriterien P2/E2 im Expertenstandard Schmerzmanagement in der Pflege bei akuten Schmerzen, 2014).
4.24	Wird das individuelle Kontrakturrisiko erfasst, fachlich bewertet und regelmäßig neu evaluiert?	Die Prüfung, ob das individuelle Kontrakturrisiko erfasst, fachlich bewertet und regelmäßig neu evaluiert wurde, hat stattgefunden.
4.25	Werden die erforderlichen Kontrakturprophylaxen durchgeführt?	Eine fachliche Prüfung zur aktuellen Gesundheitssituation des Pflegeempfängers, Patienten bzw. Kunden im Vergleich zum geplanten Pflegeprozess hat stattgefunden. Die erforderlichen Kontrakturprophylaxen werden nach aktuellen wissenschaftlichen Kenntnissen und einrichtungsinternen Standards nachweislich durchgeführt.
4.26	Erfolgte bei der Aufnahme und bei der gesundheitlichen Veränderung der mobilitätsrelevanten Einflussfaktoren die pflegefachliche Einschätzung zur Mobilität bzgl. Problemen, Wünschen und Ressourcen?	Die Prüfung, ob bei der Aufnahme und bei der gesundheitlichen Veränderung der mobilitätsrelevanten Einflussfaktoren die pflegefachliche Einschätzung zur Mobilität bzgl. Problemen, Wünschen und Ressourcen erfolgte, hat stattgefunden (vgl. Prozess- und Ergebniskriterien P1/E1 im Expertenstandard Erhaltung und Förderung der Mobilität in der Pflege).
4.27	Wird ein individueller und multiprofessioneller Maßnahmenplan zur Erhaltung und Förderung der Mobilität durchgeführt?	Die Prüfung, ob ein individueller und multiprofessioneller Maßnahmenplan zur Erhaltung und Förderung der Mobilität durchgeführt wird, hat stattgefunden (vgl. Prozess- und Ergebniskriterien P2/E2 im Expertenstandard Erhaltung und Förderung der Mobilität in der Pflege).

Tab. 9.8: Modul 4: Assessment der Gefährdungspotenziale und Risikobereiche, Prophylaxen – Fortsetzung

Tab. 9.8:
Modul 4: Assessment der Gefährdungspotenziale und Risikobereiche, Prophylaxen – Fortsetzung

Nr.	Fragestellung	Messkriterium/Ziel
4.28	Wurde das individuelle Intertrigorisiko erfasst, fachlich bewertet und regelmäßig neu evaluiert?	Das individuelle Intertrigorisiko wurde durch die Bewertung der Risikofaktoren, z. B. gefährdete Hautstellen, Adipositas, Nebendiagnosen wie Diabetes mellitus, Inkontinenz, eine nicht verträgliche Hautpflege, Bewegungseinschränkungen usw. erfasst, fachlich bewertet und nach einrichtungsinternen Festlegungen evaluiert. Die Prüfung, ob das Evaluierungsdatum eingehalten wurde, hat stattgefunden.
4.29	Werden die erforderlichen Intertrigoprophylaxen durchgeführt?	Eine fachliche Prüfung zur aktuellen Gesundheitssituation des Pflegeempfängers, Patienten bzw. Kunden im Vergleich zum geplanten Pflegeprozess hat stattgefunden. Die erforderlichen Intertrigoprophylaxen werden nach aktuellen wissenschaftlichen Kenntnissen und einrichtungsinternen Standards nachweislich durchgeführt.
4.30	Wird das individuelle Obstipationsrisiko erfasst, fachlich bewertet und regelmäßig neu evaluiert?	Das individuelle Obstipationsrisiko wurde durch die Bewertung der Risikofaktoren Flüssigkeitsmangel, Bewegungseinschränkung, Ernährungsdefizite, Medikamentennebenwirkungen sowie die bisherigen Erfahrungswerte usw. erfasst, fachlich bewertet und nach einrichtungsinternen Festlegungen evaluiert. Die Prüfung, ob das Evaluierungsdatum eingehalten wurde, hat stattgefunden.
4.31	Werden die erforderlichen Obstipationsprophylaxen durchgeführt?	Eine fachliche Prüfung zur aktuellen Gesundheitssituation des Pflegeempfängers, Patienten bzw. Kunden im Vergleich zum geplanten Pflegeprozess hat stattgefunden. Die erforderlichen Obstipationsprophylaxen werden nach aktuellen wissenschaftlichen Kenntnissen und einrichtungsinternen Standards nachweislich durchgeführt.
4.32	Wird das individuelle Parotitisrisiko erfasst, fachlich bewertet und regelmäßig neu evaluiert?	Das individuelle Parotitisrisiko wurde durch die Bewertung der Risikofaktoren eingeschränkte Kautätigkeit, reduzierter Speichelfluss, Medikamentennebenwirkungen sowie sonstige Diagnosen erfasst, fachlich bewertet und regelmäßig nach einrichtungsinternen Festlegungen evaluiert. Die Prüfung, ob das Evaluierungsdatum eingehalten wurde, hat stattgefunden.
4.33	Werden die erforderlichen Parotitisprophylaxen nachweislich durchgeführt?	Eine fachliche Prüfung zur aktuellen Gesundheitssituation des Pflegeempfängers, Patienten bzw. Kunden im Vergleich zum geplanten Pflegeprozess hat stattgefunden. Die erforderlichen Parotitisprophylaxen werden nach aktuellen wissenschaftli-

Nr.	Fragestellung	Messkriterium/Ziel
		chen Kenntnissen und einrichtungsinternen Standards, wie z. B. Maßnahmen zur Erhöhung des Speichelflusses, Steigerung der Flüssigkeitszufuhr, die Durchführung von Mundspülungen sowie die Lippenversorgung mit Salben usw. nachweislich durchgeführt.
4.34	Wird das individuelle Pneumonierisiko erfasst, fachlich bewertet und regelmäßig neu evaluiert?	Das individuelle Pneumonierisiko wurde durch die Bewertung der Risikofaktoren reduziertes Immunsystem, mangelnde Belüftung der Atemwege, erhöhte Aspirationsgefahr, Austrocknung der Atemwegsschleimhaut usw. erfasst, fachlich bewertet und nach einrichtungsinternen Festlegungen evaluiert. Die Prüfung, ob das Evaluierungsdatum eingehalten wurde, hat stattgefunden.
4.35	Werden die erforderlichen Pneumonieprophylaxen durchgeführt?	Eine fachliche Prüfung zur aktuellen Gesundheitssituation des Pflegeempfängers, Patienten bzw. Kunden im Vergleich zum geplanten Pflegeprozess hat stattgefunden. Die erforderlichen Pneumonieprophylaxen werden durchgeführt.
4.36	Wird das individuelle Soorrisiko erfasst, fachlich bewertet und regelmäßig neu evaluiert?	Das individuelle Soorrisiko wurde durch die Bewertung der Risikofaktoren Antibiotikatherapie, trockene Mundschleimhaut, reduzierter Allgemeinzustand, zuckerhaltige Ernährung und Diabetes mellitus erfasst, fachlich bewertet und nach einrichtungsinternen Festlegungen evaluiert. Die Prüfung, ob das Evaluierungsdatum eingehalten wurde, hat stattgefunden.
4.37	Werden die erforderlichen Soorprophylaxen nachweislich durchgeführt?	Eine fachliche Prüfung zur aktuellen Gesundheitssituation des Pflegeempfängers, Patienten bzw. Kunden im Vergleich zum geplanten Pflegeprozess hat stattgefunden. Die erforderlichen Soorprophylaxen werden nach aktuellen wissenschaftlichen Kenntnissen und einrichtungsinternen Standards, z. B. Speisereste nach den Mahlzeiten entfernen, regelmäßige Mundhygiene, Erhöhung der Flüssigkeitszufuhr und des Speichelflusses usw. nachweislich durchgeführt.
4.38	Wird das individuelle Thromboserisiko erfasst, fachlich bewertet und regelmäßig neu evaluiert?	Das individuelle Thromboserisiko wurde durch die Bewertung der Risikofaktoren erfasst, fachlich bewertet und nach einrichtungsinternen Festlegungen evaluiert. Die Prüfung, ob das Evaluierungsdatum eingehalten wurde, hat stattgefunden.

Tab. 9.8:
Modul 4: Assessment der Gefährdungspotenziale und Risikobereiche, Prophylaxen – Fortsetzung

Tab. 9.8:
Modul 4: Assessment der Gefährdungspotenziale und Risikobereiche, Prophylaxen – Fortsetzung

Nr.	Fragestellung	Messkriterium/Ziel
4.39	Werden die erforderlichen Thromboseprophylaxen nachweislich durchgeführt?	Eine fachliche Prüfung zur aktuellen Gesundheitssituation des Pflegeempfängers, Patienten bzw. Kunden im Vergleich zum geplanten Pflegeprozess hat stattgefunden. Die erforderlichen Thromboseprophylaxen werden nach aktuellen wissenschaftlichen Kenntnissen und einrichtungsinternen Standards, z. B. Durchführung von Kompressionsmaßnahmen oder Lagerungen usw. nachweislich durchgeführt.
4.40	Wird das individuelle Aspirationsrisiko erfasst, fachlich bewertet und regelmäßig neu evaluiert?	Das individuelle Aspirationsrisiko wurde erfasst, fachlich bewertet und nach einrichtungsinternen Festlegungen evaluiert. Die Prüfung, ob das Evaluierungsdatum eingehalten wurde, hat stattgefunden.
4.41	Werden die erforderlichen Aspirationsprophylaxen nachweislich durchgeführt?	Eine fachliche Prüfung zur aktuellen Gesundheitssituation des Pflegeempfängers, Patienten bzw. Kunden im Vergleich zum geplanten Pflegeprozess hat stattgefunden. Die erforderlichen Aspirationsprophylaxen wurden nach aktuellen wissenschaftlichen Kenntnissen und einrichtungsinternen Standards, wie z. B. Oberkörperhochlagerung und ausreichend Zeit zur Nahrungsaufnahme, Flüssigkeitsaufnahme beim Essen, regelmäßige Mundhygiene usw. nachweislich durchgeführt.
4.42	Wurden sonstige individuelle Gefährdungspotenziale und Risikobereiche erfasst?	Sonstige individuelle Gefährdungspotenziale und Risikobereiche sind erfasst.

* in der Fassung vom 10.06.2013 basierend auf der Vereinbarung nach § 115 Abs. 1a Satz 6 und der Qualitätsprüfung nach § 114 Abs. 1 SGB XI

9.5.5 Modul 5: Biografiearbeit

Die Biografie des Pflegeempfängers macht es möglich, auf individuelle Bedürfnisse und Gewohnheiten der Pflegeempfänger im Rahmen der Pflegeplanung einzugehen, z. B. Hobbys und Beschäftigungen, Schulbildung, prägende Ereignisse im Leben, Gesundheitsgeschichte, Vorlieben beim Essen und Trinken, Spirituelles, individuelle Lebensgewohnheiten usw. Auf der Grundlage der Biografie können geeignete Beschäftigungsangebote für den Pflegeempfänger ausgewählt und ihm angeboten werden. Biografiearbeit stellt weiterhin einen wichtigen Bestandteil dar, um Sichtweisen des Pflegeempfängers zu kennen und zu verstehen (▶ Tab. 9.9).

Tab. 9.9: Modul 5: Biografiearbeit

Nr.	Fragestellung	Messkriterium/Ziel
5	Ist transparent und nachvollziehbar von welcher Person bzw. welchen Personen die Informationen aus der Biografie stammen?	Es ist bekannt, von welcher Person bzw. welchen Personen die Informationen zur Biografie stammen. Für die Einschätzung der Informationen aus der Biografie sowie für Rückfragen muss die Informationsquelle ersichtlich sein.
5.1	Wurde in der Erhebung der Biografie auf mögliche Reaktivierung von einem Trauma geachtet und ggf. fachlich reagiert?	Es wurde in der Erhebung der Biografie auf mögliche Reaktivierung von einem Trauma geachtet und ggf. fachlich reagiert, z. B. Bombenangriff, schreckliche Ereignisse oder Unfälle, die psychisch bearbeitet, jedoch nicht vollständig verarbeitet sind und reaktiviert werden können, z. B. durch die Sirene der Feuerwehr.
5.2	Enthält die Biografie wichtige Informationen zu den einzelnen Lebensabschnitten des Pflegeempfängers?	Die Biografie enthält wichtige Informationen zu den einzelnen Lebensabschnitten des Pflegeempfängers, z. B. Jugendzeit, Schulzeit, Berufsleben, Familie usw.
5.3	Ist die Biografie im Pflegeprozess integriert und wird somit als eine Möglichkeit der Biografiearbeit nachgewiesen?	Die Biografie ist im Pflegeprozess integriert und wird somit als eine Möglichkeit der Biografiearbeit nachgewiesen.

9.5.6 Modul 6: Pflegeplanung

Die Pflegeplanung ist ein Instrument mit dem Ziel, eine planvolle und individuelle Pflege zu ermöglichen. Das Fähigkeiten- und Problemprofil aus der Anamnese bildet die Grundlage für die Maßnahmenplanung. Alle relevanten Gefährdungspotenziale, z. B. Sturz, Dekubitus, Inkontinenz, Mangelernährung, Schmerz, werden ebenfalls in der Pflegeplanung erfasst. Die Maßnahmenbeschreibungen ergeben sich aus dem Fähigkeiten-, Ressourcen-, und Problemprofil. Durch die Zielbeschreibung wird überprüfbar, ob die geplanten Maßnahmen ausreichen oder ob die Maßnahmenplanung entsprechend angepasst werden muss, um das gesetzte Ziel zu erreichen. Die Pflegeplanung wird bei Bedarf und spätestens nach einem einrichtungsintern festgelegten Zeitraum evaluiert. Die Regelungen zur Pflegeplanung sollten von der Einrichtung in einer Prozessbeschreibung nachvollziehbar festgelegt werden (▶ Tab. 9.10).

9 Anwendung der modularen Pflegevisite

Tab. 9.10: Modul 6: Pflegeplanung

Nr.	Fragestellung	Messkriterium/Ziel
6	Werden alle relevanten Gefährdungspotenziale und Risikobereiche in der Pflegeplanung erfasst?	Alle relevanten Gefährdungspotenziale und Risikobereiche werden in der Pflegeplanung erfasst. Die bereits veröffentlichten nationalen Expertenstandards in der Pflege bilden mögliche Gefährdungspotenziale und Risikobereiche für den Pflegeempfänger ab, z. B. Sturz, Dekubitus, Inkontinenz, eingeschränkte Mobilität, Mangelernährung, akuter/chronischer Schmerz usw. Weitere Gefährdungspotenziale und Risikobereiche bilden Themen wie z. B. Kontrakturen, Aspiration, Aktivierung, Kommunikation oder freiheitsentziehende Maßnahmen ab. Diese Themen wurden bisher noch in keinem nationalen Expertenstandard behandelt. Die Pflegeeinrichtung legt eigenständig fest, welche Gefährdungspotenziale und Risikobereiche mindestens in der Pflegeplanung bearbeitet bzw. über welche Aussagen getroffen werden müssen.
6.1	Wird die Pflegeplanung nach festgelegten Zeitabständen nachweislich evaluiert?	Die Pflegeplanung muss bei Bedarf, z. B. nach einer kritischen Situation wie ein Sturzereignis oder spätestens bis zum Evaluierungszieltermin evaluiert werden. Die jeweiligen Zeitintervalle für die Evaluation des Pflegeprozesses legt die Einrichtung selbstständig und nachweislich in Anlehnung an die MDK-Empfehlungen fest.
6.2	Wird die Pflegeplanung nach kritischen Ereignissen, z. B. Sturz, nachweislich evaluiert und ggf. angepasst?	Die Pflegeplanung muss bei Bedarf, z. B. nach einer kritischen Situation wie einem Sturzereignis oder einer Veränderung des Gesundheitszustandes evaluiert und ggf. angepasst werden.
6.3	Sind die Pflegeprobleme kurz, präzise und objektiv beschrieben?	Die präzise und objektive Beschreibung der Probleme ist Grundlage für die fachliche und sinnvolle Maßnahmenbeschreibung in der Pflegeplanung. Die Präzision und Objektivität wurde überprüft.
6.4	Sind die Ressourcen kurz, präzise und objektiv beschrieben?	Die präzise Beschreibung der Ressourcen ist Grundlage für die aktivierende, ressourcenorientierte und individualisierte Maßnahmenbeschreibung in der Pflegeplanung. Die präzise Beschreibung wurde überprüft.
6.5	Haben die Pflegeziele einen klaren Bezug zu den definierten Problemen und Ressourcen?	Eine inhaltliche Prüfung auf Übereinstimmung (Konsistenz) von Problemen, Ressourcen, Maßnahmen und Zielen ist erfolgt.
6.6	Sind die Pflegeziele realistisch, erreichbar	Pflegeziele müssen realistisch, erreichbar und überprüfbar beschrieben sein. Die Pflegeeinrichtung legt intern fest, ob die Pflege-

9.5 Beschreibungen der Einzelmodule

Tab. 9.10: Modul 6: Pflegeplanung – Fortsetzung

Nr.	Fragestellung	Messkriterium/Ziel
	und überprüfbar beschrieben?	planung zusätzlich Nahziele aufweisen muss. Die Prüfung der Pflegeziele ist erfolgt.
6.7	Wird das Ergebnis bei der Evaluation der Pflegeplanung nachweislich beschrieben?	Die Prüfung der Pflegeziele ist erfolgt, wenn bei der Evaluation der Pflegeplanung das Ergebnis beschrieben wurde.
6.8	Sind die aufgeführten Pflegemaßnahmen qualitativ, quantitativ und handlungsleitend beschrieben?	Aus der Pflegemaßnahmenbeschreibung muss eindeutig hervorgehen, in welcher Art und Weise, zu welchem Zeitpunkt und durch welche Person die Maßnahme durchgeführt wird. Werden Tätigkeiten im Rahmen der aktivierenden Pflege vom Pflegeempfänger, Patienten bzw. Kunden selbstständig bzw. mit Unterstützung durchgeführt, so muss dies ebenfalls beschrieben werden. Die Prüfung, ob die Maßnahmen qualitativ, quantitativ und handlungsleitend beschrieben wurden, ist erfolgt.
6.9	Sind die Pflegefachlichkeit sowie die hauseigenen Pflegestandards in den Maßnahmen umgesetzt?	In der Maßnahmenbeschreibung wird auf einrichtungsinterne Pflegestandards verwiesen. Diese geben den Rahmen der Pflege und Betreuung vor. Die Pflegefachlichkeit wird durch Umsetzung dieser Standards sowie Individualisierung der Pflege und Betreuung der Pflegeempfänger, Patienten bzw. Kunden gewährleistet. Gesetzliche Vorgaben sind eingehalten, z. B. Grundgesetz bei freiheitsentziehenden Maßnahmen.
6.10	Sind die Pflegefachlichkeit sowie die nationalen Expertenstandards in den Maßnahmen umgesetzt?	Die Prüfung ist erfolgt, wenn bei der Maßnahmenbeschreibung auf Maßnahmen aus den nationalen Expertenstandards in der Pflege verwiesen wird. Die Pflegefachlichkeit wird durch Umsetzung der aktuellen pflegewissenschaftlichen Kenntnisse z. B. Expertenstandards in der Pflege sowie der Individualisierung der Pflege und Betreuung an den Pflegeempfängern, Patienten bzw. Kunden gewährleistet.
6.11	Sind die aufgeführten Pflegemaßnahmen individuell an die Bedürfnisse und Ressourcen des Pflegeempfängers angepasst?	Die Prüfung ist erfolgt, wenn die Maßnahmenbeschreibung an den individuellen Bedürfnissen und Ressourcen des Pflegeempfängers, Patienten bzw. Kunden ausgerichtet ist.

9.5.7 Modul 7: Pflegebericht und Pflegedokumentation

Der Pflegebericht dient zur Darstellung des Gesundheitsverlaufs des Pflegeempfängers, Patienten bzw. Kunden, z. B. der aktuelle Allgemeinzustand, subjektives Erleben und Aussagen des Pflegeempfängers, Patienten bzw. Kunden, Veränderungen der Selbstständigkeit, fachliche Beobachtungen der Pflegenden oder der Angehörigen, Besonderheiten bei der Durchführung und Abweichungen von den geplanten Pflegemaßnahmen und sonstige besondere Vorkommnisse, z. B. Sturz, Erbrechen, Schmerzzustände, werden dokumentiert. Die Pflege und Betreuungsleistungen werden nachweislich dokumentiert. Die Eintragungen in den Pflegebericht sind objektiv, präzise und in einer pflegerischen Fachsprache zu verfassen. Die Pflegesituation ist ohne Wertung wiederzugeben. Besonderheiten, Auffälligkeiten und kritische Ereignisse sind präzise und nachvollziehbar im Pflegebericht zu dokumentieren (▶ Tab. 9.11).

Tab. 9.11: Modul 7: Pflegebericht/Pflegedokumentation

Nr.	Fragestellung	Messkriterium/Ziel
7	Ist der Pflegebericht fortlaufend geführt?	Die Eintragungen finden regelmäßig und vollständig statt. Es sind keine Verlaufslücken feststellbar. Bei positiven oder kritischen Ereignissen ist eine fortlaufende Beschreibung nachvollziehbar.
7.1	Entspricht der Pflegebericht den allgemeinen fachlichen Anforderungen?	Die Eintragungen in den Pflegebericht sind objektiv, präzise und in einer pflegerischen Fachsprache verfasst. Individuelle einrichtungsinterne Regelungen zur Dokumentation, z. B. Häufigkeit, Art und Weise wie dokumentiert werden soll, sind eingehalten. Weiterhin sind die Empfehlungen des Bundesministeriums für Familie, Senioren, Frauen und Jugend (2007) in der Publikation »Pflegedokumentation stationär – Das Handbuch für die Pflegeleitung« eingehalten.
7.2	Sind Besonderheiten, Auffälligkeiten und kritische Ereignisse präzise und nachvollziehbar im Pflegebericht beschrieben?	Die Prüfung, ob Ereignisse im Rahmen des Pflegeprozesses vollständig, nachvollziehbar und präzise dokumentiert sind, ist erfolgt.
7.3	Sind die Beschreibungen der Pflegemaßnahmen im Pflegebericht nachvollziehbar und präzise beschrieben?	Dritten ist es möglich, sich eine Einschätzung aus den Pflegemaßnahmenbeschreibungen zur aktuellen Situation zu machen bzw. aufgrund der zur Verfügung stehenden Informationslage die geplanten Maßnahmen weiterzuverfolgen.

Nr.	Fragestellung	Messkriterium/Ziel
7.4	Werden Pflegeziele bzw. Ziele von eingeleiteten Maßnahmen nach Besonderheiten, Auffälligkeiten und kritischen Ereignissen präzise evaluiert?	Die Prüfung, ob eine Ergebnisbewertung der eingeleiteten Maßnahmen stattgefunden hat bzw. die Ziele aus der Pflegeplanung evaluiert worden sind, ist erfolgt.

Tab. 9.11: Modul 7: Pflegebericht/Pflegedokumentation – Fortsetzung

9.5.8 Modul 8: Ärztliche und therapeutische Verordnungen

»Für alle Leistungen, die der Behandlungspflege zuzuordnen sind und die von den Pflegefachkräften einer Pflegeeinrichtung erbracht werden, muss eine ärztliche Verordnung vorliegen. Am Beispiel des Baden-Württembergischen Wohn-, Teilhabe- und Pflegegesetz (WTPG) unter § 12 Aufzeichnungs- und Aufbewahrungspflichten der stationären Einrichtung ist der Erhalt, die Aufbewahrung und die Verabreichung von Arzneimitteln einschließlich der pharmazeutischen Überprüfung der Arzneimittelvorräte und der Unterweisung der Beschäftigten über den sachgerechten Umgang mit Arzneimitteln und Medizinprodukten zu dokumentieren und [...] sicherstellen, dass Arzneimittel bewohnerbezogen und ordnungsgemäß aufbewahrt werden [...].

Im Zusammenhang mit der ärztlichen Verordnung bestehen für die Einrichtung Risiken, wenn sie ärztlich verordnete Maßnahmen von Pflegefachkräften durchführen lässt. Aus der Haftungsverteilung ergeben sich die Anordnungsverantwortung des Arztes/der Ärztin, die Organisationsverantwortung der Einrichtung und die Durchführungsverantwortung der einzelnen Pflegefachkraft« (BmFSFJ, 2007, S. 126 f.).

Dieses Modul (▶ Tab. 9.12) beschreibt Qualitätskriterien für die pflegerische Durchführung von delegierten Maßnahmen bzw. Dokumentationsanforderungen einer anderen Berufsgruppe im Gesundheitswesen. Die Fragestellungen in diesem Modul beziehen sich daher auf die pflegerische Verantwortung/Tätigkeiten und nicht ob die medizinische Verordnung oder Therapie tatsächlich korrekt ist. Hierfür trägt der Mediziner die Verantwortung. Die Pflege muss jedoch den Informationstransfer zum Mediziner über Unregelmäßigkeiten bzw. Auffälligkeiten im Rahmen der Therapie sicherstellen (▶ Fragestellung 8.9).

Nr.	Fragestellung	Messkriterium/Ziel
8	Sind die medizinischen Diagnosen vollständig aufgeführt?	Alle medizinischen Diagnosen sind bekannt und aufgeführt.
8.1	Sind bekannte Allergien vollständig aufgeführt?	Alle Allergien sind bekannt und aufgeführt.
8.2	Ist die Dauermedikation vollständig und mit Unterschrift des verordnenden Arztes aufgeführt?	Die Dauermedikation ist vollständig und mit Unterschrift des verordnenden Arztes aufgeführt (vgl. Frage 25 der Pflege-Transparenzvereinbarung stationär (PTVS) in der Fassung vom

Tab. 9.12: Modul 8: Ärztliche und therapeutische Verordnungen

Tab. 9.12: Modul 8: Ärztliche und therapeutische Verordnungen – Fortsetzung

Nr.	Fragestellung	Messkriterium/Ziel
		10.06.2013 basierend auf der Vereinbarung nach § 115 Abs. 1a Satz 6 und der Qualitätsprüfung nach § 114 Abs. 1 SGB XI).
8.3	Ist die Bedarfsmedikation vollständig und mit Unterschrift des verordnenden Arztes aufgeführt?	Die Bedarfsmedikation ist vollständig und mit Unterschrift des verordnenden Arztes aufgeführt (vgl. Frage 25 der PTVS*).
8.4	Ist die Dauermedikation von der Bedarfsmedikation unterscheidbar?	Die Dauermedikation ist von der Bedarfsmedikation eindeutig unterscheidbar (vgl. Frage 26 der PTVS*).
8.5	Sind Betäubungsmittel vollständig und mit Unterschrift des verordnenden Arztes aufgeführt?	Die Betäubungsmittel sind vollständig und mit -Unterschrift des verordnenden Arztes aufgeführt (vgl. Frage 24 der der PTVS*).
8.6	Sind die Verordnungen mit Ansetz- und Absetzdatum und Unterschrift des verordneten Arztes aufgeführt?	Verordnungen sind mit dem Ansetz- und Absetzdatum sowie der Unterschrift des verordnenden Arztes aufgeführt (vgl. Frage 24 der der PTVS*).
8.7	Sind telefonische Verordnungen eindeutig gekennzeichnet und wurden diese schnellstmöglich mit der Unterschrift des verordnenden Arztes nachträglich dokumentiert?	Telefonische Verordnungen sind eindeutig gekennzeichnet und mit der Unterschrift des verordnenden Arztes nachträglich dokumentiert (vgl. Frage 1 der PTVS*).
8.8	Sind Minimal- und Maximaldosierungen bei der Bedarfsmedikation definiert und mit Unterschrift des verordnenden Arztes aufgeführt?	Minimal- und Maximaldosierungen sind bei der Bedarfsmedikation definiert und mit Unterschrift des verordnenden Arztes aufgeführt (vgl. Frage 24 der PTVS*).
8.9	Findet eine aktive, nachweisliche und nachvollziehbare Kommunikation mit dem Arzt statt und ist diese dokumentiert?	Eine aktive, nachweisliche und nachvollziehbare Kommunikation mit dem Arzt findet statt und ist dokumentiert (vgl. Frage 22 der PTVS*).
8.10	Ist das Verordnungsblatt (Papier) eindeutig lesbar?	Das Verordnungsblatt ist übersichtlich und eindeutig lesbar.
8.11	Entspricht die Medikamentenversorgung den ärztlichen Anordnungen?	Die Medikamentenversorgung entspricht den -ärztlichen Anordnungen (vgl. Frage 24 der PTVS*).
8.12	Ist der Umgang mit Medikamenten sachgerecht?	Der Umgang mit Medikamenten ist sachgerecht (vgl. Frage 26 der PTVS*).
8.13	Wird die Erhebung und Erhebungshäufigkeit der Vitalzeichen nach ärztlicher Anordnung durchgeführt?	Die Erhebung sowie die Erhebungshäufigkeit der Vitalzeichen werden nach ärztlicher Anordnung durchgeführt (vgl. Frage 23 der PTVS*).

Nr.	Fragestellung	Messkriterium/Ziel
8.14	Sind die Kompressionsstrümpfe bzw. -verbände sachgerecht angelegt, wenn diese verordnet sind?	Die Kompressionsstrümpfe bzw. -verbände sind sachgerecht angelegt. Die ärztliche Verordnung liegt vor (vgl. Frage 27 der PTVS*).

Tab. 9.12: Modul 8: Ärztliche und therapeutische Verordnungen – Fortsetzung

* in der Fassung vom 10.06.2013 basierend auf der Vereinbarung nach § 115 Abs. 1a Satz 6 und der Qualitätsprüfung nach § 114 Abs. 1 SGB XI

9.5.9 Modul 9: Vitalzeichen und Nachweisprotokolle

In den Nachweisprotokollen werden erbrachte Pflegeleistungen und ärztlich delegierte Maßnahmen dokumentiert. Sie dienen als Informationsgrundlage für alle im Pflegeprozess Beteiligte, z. B. Pflegeempfänger/Patienten/Kunden, Therapeuten, Arzt, Angehörige. Aus der Erhebung der Vitalwerte und deren Verlaufsdokumentation lassen sich wichtige Entwicklungen erkennen. Sie sind ein Messkriterium für die Therapie und Pflege. Die Nachweisprotokolle dienen dazu, einen Verlauf zu dokumentieren. Dieser Verlauf ist insbesondere notwendig beim Wechsel von den Früh-, Spät-, und Nachtschichten sowie im zeitlichen Verlauf von Tagen und Wochen. Durch die Nachweisprotokolle wird die Möglichkeit gegeben, eine aktuelle Bewertung durchzuführen, ob weitere Maßnahmen im Pflegeprozess einzuleiten sind, z. B. zusätzliches Flüssigkeits- oder Nahrungsangebot, erneute Lagerung usw. Weiterhin können die Nachweisprotokolle zur Absicherung der Pflegekräfte und der Einrichtung im Bedarfsfall dienen (▶ Tab. 9.13).

Nr.	Fragestellung	Messkriterium/Ziel
9	Wird die Erhebung und Erhebungshäufigkeit der Vitalzeichen nach ärztlicher Anordnung durchgeführt?	Es hat eine Prüfung stattgefunden, ob die Erhebung und Erhebungshäufigkeit der Vitalzeichen nach ärztlicher Anordnung durchgeführt wird (vgl. Frage 23 der Pflege-Transparenzvereinbarung stationär (PTVS) in der Fassung vom 10.06.2013 basierend auf der Vereinbarung nach § 115 Abs. 1a Satz 6 und der Qualitätsprüfung nach § 114 Abs. 1 SGB XI).
9.1	Werden die notwendigen Pflegemaßnahmen bei kritischen und lebensbedrohlichen Vitalzeichen eingeleitet?	Es hat eine Prüfung stattgefunden, ob die notwendigen Maßnahmen bei kritischen und lebensbedrohlichen Vitalzeichen stattgefunden haben.
9.2	Sind die notwendigen Protokolle (Flüssigkeitsbilanz, Bewegungsnachweis usw.) angelegt?	Eine fachliche Prüfung zur aktuellen Gesundheitssituation des Pflegeempfängers, Patienten bzw. Kunden im Vergleich zum geplanten Pflegeprozess hat stattgefunden. Die notwendigen Protokolle

Tab. 9.13: Modul 9: Vitalzeichen und Nachweisprotokolle

Tab. 9.13:
Modul 9: Vitalzeichen und Nachweisprotokolle – Fortsetzung

Nr.	Fragestellung	Messkriterium/Ziel
		(Flüssigkeitsbilanz, Lagerungs- und Bewegungsnachweis usw.) sind angelegt.
9.3	Werden die notwendigen Protokolle fachlich korrekt geführt?	Es hat eine Prüfung stattgefunden, ob die notwendigen Protokolle fachlich korrekt geführt sind.
9.4	Sind die notwendigen Protokolle mit allen relevanten Daten beschriftet, z. B. Name des Pflegeempfängers?	Es hat eine Prüfung stattgefunden, ob die notwendigen Protokolle mit allen relevanten Daten beschriftet sind, z. B. Name des Pflegeempfängers.

9.5.10 Modul 10: Demenz

Die Pflege und Betreuung von Menschen mit Demenz stellen hohe Anforderungen an alle im Pflegeprozess Beteiligte. Die Autoren der europäischen Demenzleitlinien (EFNS, 2007) gehen davon aus, dass in Europa mindestens fünf Millionen Menschen unter einer Demenz leiden – mit steigender Tendenz. Vermutlich werden diese Zahlen noch weiter steigen, weil der Anteil alter Menschen an der Gesamtbevölkerung zunimmt. Schon heute sind Demenzen der häufigste Grund für die Einweisung in ein Pflegeheim (vgl. EFNS, 2007, S 1–26). Viele Einrichtungen bieten ein spezielles Konzept für Menschen mit Demenz an. Dabei spielen die Biografiearbeit, feste Bezugs- und Vertrauenspersonen eine große Rolle (▶ Tab. 9.14).

Tab. 9.14:
Modul 10: Demenz

Nr.	Fragestellung	Messkriterium/Ziel
10	Wird die Biografie beim Pflegeempfänger mit Demenz beachtet und in der Tagesgestaltung berücksichtigt?	Die Biografie wird beachtet und in der Tagesgestaltung berücksichtigt (vgl. Frage 33 der PTVS*).
10.1	Werden bei Pflegeempfängern mit Demenz die Angehörigen und Bezugspersonen in die Pflegeplanung einbezogen?	Bei Pflegeempfängern, Patienten bzw. Kunden mit Demenz werden Angehörige und Bezugspersonen in die Pflegeplanung einbezogen (vgl. Frage 33 der PTVS*).
10.2	Wird beim Pflegeempfänger mit Demenz die Selbstbestimmung in der Pflegeplanung berücksichtigt?	Beim Pflegeempfänger, Patienten bzw. Kunden mit Demenz wird die Selbstbestimmung in der Pflegeplanung berücksichtigt (vgl. Frage 35 der PTVS*).
10.3	Wird das Wohlbefinden beim Pflegeempfänger mit Demenz im Alltag ermittelt und dokumentiert und werden daraus	Das Wohlbefinden von durch Demenz beeinträchtigen Pflegeempfängern, Patienten bzw. Kunden im Pflegealltag wird ermittelt, dokumentiert und daraus werden Verbesserungsmaßnah-

Nr.	Fragestellung	Messkriterium/Ziel
	ggf. Verbesserungsmaßnahmen abgeleitet?	men abgeleitet (vgl. Frage 36 der PTVS*.
10.4	Werden dem Pflegeempfänger geeignete Angebote gemacht, z. B. zur Bewegung, Kommunikation oder zur Wahrnehmung?	Dem Pflegeempfänger, Patienten bzw. Kunden werden geeignete Angebote gemacht, z. B. zur Bewegung, Kommunikation oder zur Wahrnehmung (vgl. Frage 40 der PTVS*.
10.5	Werden dem Pflegeempfänger mit Demenz die notwendigen Orientierungshilfen zum Ort, der Zeit und zur Person angeboten und sind diese nachweislich dokumentiert?	Es ist eine Prüfung erfolgt, ob Pflegeempfängern, Patienten bzw. Kunden mit Demenz die notwendigen Orientierungshilfen zum Ort, der Zeit und zur Person angeboten und diese nachweislich dokumentiert werden.

Tab. 9.14: Modul 10: Demenz – Fortsetzung

* in der Fassung vom 10.06.2013 basierend auf der Vereinbarung nach § 115 Abs. 1a Satz 6 und der Qualitätsprüfung nach § 114 Abs. 1 SGB XI

9.5.11 Modul 11: Freiheitsentziehende Maßnahmen

»Freiheitsentziehende Maßnahmen stellen einen erheblichen Eingriff in die Selbstbestimmung und Selbständigkeit eines Menschen dar. Sie sind deshalb auf das unbedingt notwendige Maß zu beschränken. Sie dienen dem Schutz des Pflegebedürftigen; ein Einsatz zur Erleichterung der Pflege ist nicht zulässig. Freiheitsentziehende Maßnahmen werden sich, weil sie auch zum Schutz des Pflegebedürftigen dienen können, nicht gänzlich vermeiden lassen. Sie können jedoch entscheidend reduziert werden, wenn bei allen Beteiligten das Bewusstsein für den schwerwiegenden Eingriff in die persönliche Freiheit des Einzelnen geschärft und alternative Handlungsweisen diskutiert werden« (StMAS, 2006, S. 6).

Dieses Modul (▶ Tab. 9.15) beschreibt Qualitätskriterien für die Durchführung von freiheitsentziehende Maßnahmen. Den Vorrang hat eindeutig die Vermeidung von freiheitsentziehenden Maßnahmen und stattdessen sollte in einer pflegerischen Fallbesprechung nach alternativen Lösungen gesucht werden.

Nr.	Fragestellung	Messkriterium/Ziel
11	Wurde nachweislich erörtert, ob die freiheitsentziehende Maßnahme notwendig, nicht vermeidbar und sinnvoll ist?	Es wurde nachweislich erörtert, dass die freiheitsentziehende Maßnahme notwendig, nicht vermeidbar und sinnvoll ist (vgl. Frage 20 der PTVS*).
11.1	Liegt die Genehmigung (vom Pflegeempfänger oder Betreuungsgericht) für die freiheitsentziehende Maßnahme vor?	Die Genehmigung zu einer freiheitsentziehenden Maßnahme kann nur durch den Pflegeempfänger selbst im Vollbesitz seiner geistigen Kräfte gewünscht oder durch eine richterliche Institution angeordnet werden. Nur bei Gefahr in Verzug kann einmalig durch die Pflegekraft oder

Tab. 9.15: Modul 11: Freiheitsentziehende Maßnahmen

Tab. 9.15: Modul 11: Freiheitsentziehende Maßnahmen – Fortsetzung	Nr.	Fragestellung	Messkriterium/Ziel
			den behandelnden Arzt eine freiheitsentziehende Maßnahme durchgeführt werden (vgl. Frage 21 der PTVS*).
	11.2	Beinhaltet die Genehmigung der freiheitsentziehenden Maßnahme genau die Maßnahmen, die durchgeführt werden?	Die Prüfung, ob die Genehmigung einer freiheitsentziehenden Maßnahme präzise benannt ist, z. B. Bettgitter rechts und links, Sitzhose im Rollstuhl usw., ist erfolgt.
	11.3	Wird die Durchführung der freiheitsentziehenden Maßnahme präzise und nachweislich dokumentiert?	Die Prüfung, ob die Durchführung, der Beginn und das Ende der freiheitsentziehenden Maßnahme präzise und nachweislich dokumentiert werden, ist erfolgt.
	11.4	Wird die dauerhafte Notwendigkeit der Durchführung freiheitsentziehender Maßnahmen regelmäßig überprüft und in der Pflegeprozessdokumentation nachweislich dargestellt?	Die Prüfung, ob kontinuierlich die Pflege- und Gesundheitssituation des Pflegeempfängers mit der Fragestellung, ob eine freiheitsentziehende Maßnahme notwendig ist, nachweislich bewertet und eingeschätzt wird, ist erfolgt (vgl. Frage 20 der PTVS*).
	11.5	Findet eine nachweisliche Differenzierung zwischen freiheitsentziehenden Maßnahmen und Schutzmaßnahmen statt?	Die Prüfung, ob eine nachweisliche Differenzierung zwischen freiheitsentziehenden Maßnahmen und Schutzmaßnahmen stattfindet, ist erfolgt.

* in der Fassung vom 10.06.2013 basierend auf der Vereinbarung nach § 115 Abs. 1a Satz 6 und der Qualitätsprüfung nach § 114 Abs. 1 SGB XI

9.5.12 Modul 12: Kommunikation und Orientierung

Die Kommunikation hat einen hohen Stellenwert in der Pflege und Betreuung. Kommunikation kann auf viele verschiedene Arten und Weisen stattfinden und muss der Gesundheitssituation des Pflegeempfängers entsprechen. Der Einsatz von Hilfsmitteln kann die gegenseitige Kommunikation unterstützen (▶ Tab. 9.16).

Tab. 9.16: Modul 12: Kommunikation und Orientierung	Nr.	Fragestellung	Messkriterium/Ziel
	12	Werden ausreichend individuelle Hilfsmittel eingesetzt bzw. Maßnahmen durchgeführt, um die gegenseitige Kommunikation zu unterstützen?	Es werden ausreichend individuelle Hilfsmittel, z. B. Bildkarten, Hörgerät usw., eingesetzt bzw. Maßnahmen, z. B. langsam sprechen, kurze Sätze bilden, durchgeführt, um die gegenseitige Kommunikation zu unterstützen. Eine gegenseitige Kommunikation

Tab. 9.16: Modul 12: Kommunikation und Orientierung – Fortsetzung

Nr.	Fragestellung	Messkriterium/Ziel
		bzw. nonverbale Kommunikation ist möglich.
12.1	Liegen präzise Informationen bei einer Orientierungseinschränkung in der Pflegeprozessdokumentation zur eigenen Person des Pflegeempfängers vor?	Es liegen präzise und nachweisliche Informationen bei einer Orientierungseinschränkung zur eigenen Person des Pflegeempfängers in der Pflegeprozessdokumentation vor.
12.2	Werden ausreichend individuelle Hilfsmittel eingesetzt bzw. Maßnahmen durchgeführt, um die Orientierung des Pflegeempfängers zur eigenen Person zu unterstützen?	Es werden ausreichend individuelle Hilfsmittel, z. B. Bilder, Kurzbeschreibungen, eingesetzt bzw. Maßnahmen, z. B. verbale Erinnerungsunterstützung, durchgeführt, um die Orientierung des Pflegeempfängers zur eigenen Person zu unterstützen.
12.3	Liegen präzise Informationen bei einer Orientierungseinschränkung zur Örtlichkeit des Pflegeempfängers in der Pflegeprozessdokumentation vor?	Es liegen präzise und nachweisliche Informationen bei einer Orientierungseinschränkung zur Örtlichkeit des Pflegeempfängers in der Pflegeprozessdokumentation vor.
12.4	Werden ausreichend individuelle Hilfsmittel eingesetzt bzw. Maßnahmen durchgeführt, um die Orientierung des Pflegeempfängers zur Örtlichkeit zu unterstützen?	Es werden ausreichend individuelle Hilfsmittel, z. B. persönliches Foto an der Zimmertür, eingesetzt bzw. Maßnahmen durchgeführt, um die Orientierung des Pflegeempfängers zur Örtlichkeit zu unterstützen.
12.5	Liegen präzise Informationen bei einer Orientierungseinschränkung zur zeitlichen Wahrnehmung des Pflegeempfängers in der Pflegeprozessdokumentation vor?	Es liegen präzise und nachweisliche Informationen bei einer Orientierungseinschränkung zur Zeit des Pflegeempfängers in der Pflegeprozessdokumentation vor.
12.6	Werden ausreichend individuelle Hilfsmittel eingesetzt bzw. Maßnahmen durchgeführt, um die Orientierung des Pflegeempfängers zurzeit zu unterstützen?	Es werden ausreichend individuelle Hilfsmittel, z. B. eine übergroße Uhr, Infokarten zum Wochentag, eingesetzt bzw. Maßnahmen durchgeführt, um die Orientierung des Pflegeempfängers zurzeit zu unterstützen.
12.7	Sind Dritte, im Pflegeprozess Beteiligte, über die Orientierungseinschränkungen nachweislich informiert und können somit Maßnahmen zur Sicherheit des Pflegeempfängers einleiten?	Es sind Dritte, im Pflegeprozess Beteiligte über die Orientierungseinschränkungen nachweislich informiert und können somit Maßnahmen zur Sicherheit des Pflegeempfängers einleiten.

9.5.13 Modul 13: Aktivierung und Beschäftigung

Durch Einzelaktivierungen oder Aktivierungsangebote in der Gruppe sollen Vereinsamung vermieden und Lebensimpulse gegeben werden. Der Erhalt von Kontakten bzw. die Möglichkeit, neue Kontakte aufzubauen, steht dabei im Mittelpunkt (▶ Tab. 9.17).

Tab. 9.17: Modul 13: Aktivierung/Beschäftigung

Nr.	Fragestellung	Messkriterium/ Ziel
13.1	Werden Maßnahmen durchgeführt, um die Kontaktpflege zu den Angehörigen des Pflegeempfängers zu unterstützen?	Die Prüfung, ob Maßnahmen durchgeführt werden, um die Kontaktpflege zu den Angehörigen des Pflegeempfängers, Patienten bzw. Kunden zu unterstützen, z. B. Brief vorlesen, gemeinsam schreiben usw., ist erfolgt (vgl. Frage 45 der PTVS*).
13.2	Werden individuelle sowie auf die Bedürfnisse des Pflegeempfängers angepasste Einzelaktivierungen angeboten und auf Wunsch durchgeführt sowie nachweislich dokumentiert?	Die Prüfung, ob individuelle und auf die Bedürfnisse angepasste Einzelaktivierungen durchgeführt und nachweislich dokumentiert werden, ist erfolgt (vgl. Frage 43 der PTVS*).
13.3	Werden Gruppenaktivierungen angeboten und auf Wunsch angepasst sowie nachweislich dokumentiert?	Die Prüfung, ob Gruppenaktivierungen angeboten und durchgeführt sowie nachweislich dokumentiert werden, ist erfolgt. Die Wünsche der Gruppe über das Angebot der Aktivitäten werden aufgenommen und das Programm wird entsprechend gestaltet (vgl. Frage 46 der PTVS*).
13.4	Wird der Pflegeempfänger nachweislich unterstützt, ggf. daran erinnert sowie motiviert, an den Aktivierungen teilzunehmen?	Die Prüfung, ob der Pflegeempfänger, Patient bzw. Kunde nachweislich unterstützt, z. B. in der Pflegeprozessplanung, ggf. daran erinnert sowie motiviert wird, an den Angeboten teilzunehmen, ist erfolgt.

* in der Fassung vom 10.06.2013 basierend auf der Vereinbarung nach § 115 Abs. 1a Satz 6 und der Qualitätsprüfung nach § 114 Abs. 1 SGB XI

9.5.14 Modul 14: Sterbebegleitung und Seelsorge

»Jeder Mensch hat entsprechende Wünsche und Vorstellungen bezüglich seines Sterbens und seinem Lebensende. Die meisten Menschen möchten im Sterben nicht allein sein, nicht unter Schmerzen leiden; sie möchten nach Möglichkeit noch letzte Dinge regeln und sich Fragen nach dem Sinn ihres persönlichen Lebens stellen. Professionelle und einfühlsame Sterbebegleitung kann dies ermöglichen« (Dollichon, 1996, S. 13).

9.5 Beschreibungen der Einzelmodule

Dieses Modul (▶ Tab. 9.18) beschreibt eine Auswahl von pflegerischen Qualitätskriterien für die Sterbebegleitung und Seelsorge. Entsprechend dem einrichtungsspezifischen Pflegekonzept, Glaubensrichtungen und Wertevorstellungen sind eine Vielzahl von weiteren Qualitätskriterien möglich.

Tab. 9.18: Modul 14: Sterbebegleitung/Seelsorge

Nr.	Fragestellung	Messkriterium/Ziel
14	Sind alle im Vorfeld vereinbarten Personen über die Entwicklung der Sterbephase informiert?	Alle im Vorfeld vereinbarten Bezugspersonen, z. B. Angehörige, Ärzte, Betreuer, sind über die Sterbephase informiert, wenn diese erkennbar ist.
14.1	Erfolgte von dem behandelnden Arzt eine Anpassung der Medikamentenverordnungen in der Sterbephase?	Die Prüfung, ob nach Möglichkeit vom behandelnden Arzt eine Anpassung der Medikamentenverordnungen in der Sterbephase erfolgt ist, hat stattgefunden.
14.2	Erfolgt die Pflege und Betreuung entsprechend den Wünschen des Pflegeempfängers?	Die Prüfung, ob die Pflege und Betreuung entsprechend den Wünschen des Pflegeempfängers/Patienten bzw. Kunden, die nachweislich festgehalten worden sind, z. B. Patientenverfügung, dokumentierte Wünsche usw., erfolgt, hat stattgefunden.
14.3	Ist das Spannungsfeld zwischen notwendigen pflegerischen und medizinischen Maßnahmen sowie den dadurch entstehenden Anstrengungen und Belastungen besprochen und zum Wohle des Pflegeempfängers in der Sterbephase angepasst worden?	Das Spannungsfeld zwischen notwendigen pflegerischen und medizinischen Maßnahmen sowie den dadurch entstehenden Anstrengungen und Belastungen ist besprochen und der Sterbephase zum Wohle des Pflegeempfängers, Patienten bzw. Kunden angepasst worden.
14.4	Ist eine Begleitung in der Sterbephase ermöglicht bzw. mit allen Beteiligten abgestimmt?	Eine Begleitung in der Sterbephase ist ermöglicht, z. B. Sitzwache, bzw. mit allen Beteiligten abgestimmt worden.
14.5	Erfolgt eine Unterstützung bei den letzten Wünschen des Pflegeempfängers?	Die Unterstützung bei den letzten Wünschen des Pflegeempfängers, Patienten bzw. Kunden, z. B. Leibgericht besorgen, in der Kommunikation unterstützen usw., wird ermöglicht.
14.6	Sind alle Vorbereitungen für einen würdigen Abschied getroffen?	Alle Vorbereitungen für einen würdigen Abschied, z. B. Ruhe, Intimsphäre ist gewahrt, sind getroffen.
14.7	Ist die Wahrnehmung von den gewünschten spirituellen Bedürfnissen gewährleistet?	Die Wahrnehmung von den gewünschten spirituellen Bedürfnissen, z. B. rituelle Waschung, ist gewährleistet.
14.8	Findet eine kontinuierliche Einschätzung einer möglichen Schmerzsituation beim Pflege-	Eine kontinuierliche Einschätzung einer möglichen Schmerzsituation beim Pflegeempfänger, Patienten bzw.

Tab. 9.18:
Modul 14: Sterbebegleitung/Seelsorge – Fortsetzung

Nr.	Fragestellung	Messkriterium/Ziel
	empfänger statt und sind entsprechende Maßnahmen eingeleitet worden, um diese zu reduzieren?	Kunden hat stattgefunden und es sind entsprechende Maßnahmen eingeleitet worden, um diese zu reduzieren.
14.9	Findet eine kontinuierliche Einschätzung einer möglichen Angstsituation beim Pflegeempfänger statt und sind entsprechende Maßnahmen eingeleitet worden, um diese zu reduzieren?	Eine kontinuierliche Einschätzung einer möglichen Angstsituation beim Pflegeempfänger, Patienten bzw. Kunden hat stattgefunden und es sind entsprechende Maßnahmen eingeleitet worden, um diese zu reduzieren.
14.10	Sind Maßnahmen zur Mund- und Lippenpflege eingeleitet?	Maßnahmen zur Mund- und Lippenpflege sind eingeleitet worden.
14.11	Sind Maßnahmen eingeleitet worden, um freie Atemwege zu unterstützen?	Es sind Maßnahmen, z. B. Lagerung, Medikamentenverordnungen, eingeleitet worden, um freie Atemwege zu unterstützen.

9.5.15 Modul 15: Aufnahme und Integration in die stationäre Pflegeeinrichtung

Die Aufnahme und Integration (▶ Tab. 9.19) stellt für den künftigen Pflegeempfänger, die Angehörigen und die Pflegeeinrichtung ein wichtiges Ereignis dar. Eine Vertrauensbasis soll geschaffen werden, um mögliche Ängste, die mit einem Umzug verbunden sein können, zu reduzieren bzw. zu beseitigen. Hierfür sind vor allem die ersten Tage und Wochen entscheidend. Die Maßnahmen zur Integrationsunterstützung sind dabei individuell zu planen und umzusetzen. Die Integrationsphase muss dabei kontinuierlich reflektiert, ausgewertet und ggf. pflegeempfängerorientiert angepasst werden.

Tab. 9.19:
Modul 15: Aufnahme und Integration in die stationäre Pflegeeinrichtung

Nr.	Fragestellung	Messkriterium/ Ziel
15	Wurde die Integrationsphase des Pflegeempfängers systematisch ausgewertet und wurden ggf. weitere Maßnahmen initiiert?	Die Prüfung, ob die Integrationsphase des Pflegeempfängers, Patienten bzw. Kunden systematisch ausgewertet ist und ggf. weitere Maßnahmen initiiert wurden, ist erfolgt (vgl. Frage 47/48 der Pflege-Transparenzvereinbarung stationär (PTVS) in der Fassung vom 10.06.2013 basierend auf der Vereinbarung nach § 115 Abs. 1a Satz 6 und der Qualitätsprüfung nach § 114 Abs. 1 SGB XI).
15.1	Ist die Pflegebezugskraft im Bezugspflegesystem definiert und dem Pflege-	Die Pflegebezugskraft ist definiert und dem Pflegeempfänger, Patienten bzw. Kunden sowie den Angehörigen be-

9.5 Beschreibungen der Einzelmodule

Tab. 9.19:
Modul 15: Aufnahme und Integration in die stationäre Pflegeeinrichtung – Fortsetzung

Nr.	Fragestellung	Messkriterium/ Ziel
	empfänger sowie den Angehörigen bekannt?	kannt. Maßnahmen wurden definiert um die Kontaktpflege zu den Angehörigen zu erhöhen (vgl. Frage 45 der Pflege-Transparenzvereinbarung stationär (PTVS) in der Fassung vom 10.06.2013 basierend auf der Vereinbarung nach § 115 Abs. 1a Satz 6 und der Qualitätsprüfung nach § 114 Abs. 1 SGB XI).
15.2	Sind alle medizinischen Diagnosestellungen vollständig bekannt und dokumentiert?	Die Prüfung, ob alle medizinischen Diagnosestellungen vollständig bekannt und dokumentiert sind, ist erfolgt.
15.3	Sind alle medizinischen Verordnungen vollständig bekannt und dokumentiert?	Die Prüfung, ob alle medizinischen Verordnungen vollständig bekannt und dokumentiert sind, ist erfolgt.
15.4	Sind alle wichtigen Bezugs- und Kontaktpersonen vollständig dokumentiert?	Alle wichtigen Bezugs- und Kontaktpersonen, z. B. Tochter, Sohn, Verwandte, Betreuer, Freunde, sind vollständig dokumentiert.
15.5	Ist die Anamnese vollständig erhoben und dokumentiert?	Die Prüfung, ob die Anamnese vollständig erhoben und dokumentiert ist, ist erfolgt.
15.6	Ist die Biografie vollständig erhoben und dokumentiert?	Die Prüfung, ob die Biografie vollständig erhoben und dokumentiert ist, ist erfolgt.
15.7	Ist die Pflegeplanung vollständig nach den fachlichen und einrichtungsinternen Anforderungen erhoben und dokumentiert?	Die Prüfung, ob die Pflegeplanung von der Pflegebezugsfachkraft nach den fachlichen und einrichtungsinternen Anforderungen vollständig erhoben und dokumentiert ist, ist erfolgt.
15.8	Wurden die für den Pflegeempfänger relevanten Gefährdungspotenziale vollständig erhoben und in die Pflegeplanung integriert?	Eine fachliche Prüfung zur aktuellen Gesundheitssituation des Pflegeempfängers, Patienten bzw. Kunden im Vergleich zum geplanten Pflegeprozess hat stattgefunden. Die relevanten Gefährdungspotenziale, z. B. Sturz, Dekubitus, Inkontinenz, Schmerz, Ernährung usw., sind vollständig erhoben und in die Pflegeplanung integriert.
15.9	Sind alle mitgebrachten Hilfsmittel auf Funktionsfähigkeit geprüft und bzgl. des Eigentumsnachweises dem Pflegeempfänger zugeordnet?	Alle mitgebrachten Hilfsmittel sind auf Funktionsfähigkeit geprüft und bzgl. des Eigentumsnachweises dem Pflegeempfänger zugeordnet.
15.10	Wurden integrationsfördernde Maßnahmen für den Pflegeempfänger	Integrationsfördernde Maßnahmen wurden für den Pflegeempfänger durchge-

Tab. 9.19:
Modul 15: Aufnahme und Integration in die stationäre Pflegeeinrichtung – Fortsetzung

Nr.	Fragestellung	Messkriterium/ Ziel
	durchgeführt und dokumentiert?	führt und sind nachweislich dokumentiert.
15.11	Sind der Pflegeempfänger und ggf. die Angehörigen über ihre Ansprechpartner in der Einrichtung informiert?	Der Pflegeempfänger, Patient bzw. Kunde und ggf. die Angehörigen sind über ihre Ansprechpartner und die Pflegebezugskraft in der Einrichtung nachweislich informiert.

9.5.16 Modul 16: Nationaler Expertenstandard »Dekubitusprophylaxe in der Pflege«

»Ein Dekubitus gehört zu den gravierenden Gesundheitsproblemen pflegebedürftiger Patienten/Bewohner. Das vorhandene Wissen zeigt, dass das Auftreten eines Dekubitus weitgehend verhindert werden kann. Ausnahmen können in pflegerisch oder medizinisch notwendigen Prioritätensetzungen, im Gesundheitszustand oder in der selbstbestimmten, informierten Entscheidung des Patienten/Bewohners begründet sein. Von herausragender Bedeutung für eine erfolgreiche Prophylaxe ist, dass das Pflegefachpersonal die systematische Risikoeinschätzung, Information, Schulung und Beratung von Patient/Bewohner und gegebenenfalls seinen Angehörigen, Bewegungsförderung, Druckentlastung und -verteilung sowie die Kontinuität und Evaluation prophylaktischer Maßnahmen gewährleistet« (DNQP, 2017).

Dieses Modul (▶ Tab. 9.20) beschreibt pflegerische Qualitätskriterien, um das Ziel zu erreichen, dass jeder dekubitusgefährdete Pflegeempfänger eine Prophylaxe, welche die Entstehung eines Dekubitus verhindert, erhält (vgl. DNQP, 2017).

Tab. 9.20:
Modul 16: Nationaler Expertenstandard »Dekubitusprophylaxe in der Pflege«

Nr.	Fragestellung	Messkriterium/Ziel
16	Sind Ort (innerhalb oder außerhalb der Pflegeeinrichtung) und der Zeitpunkt der Entstehung des Dekubitus nachvollziehbar dokumentiert?	Die Prüfung, ob bei einem Dekubitus der Ort, z. B. während des Krankenhausaufenthalts, und Zeitpunkt der Entstehung nachvollziehbar dokumentiert wurden, hat stattgefunden (vgl. Frage 3 der PTVS*).
16.1	Erfolgt eine differenzierte Dokumentation des Dekubitus bezogen auf Aktualität, Verlauf, nachvollziehbare Größe, Lage und Tiefe?	Die Prüfung, ob bei einem Dekubitus eine differenzierte Dokumentation bezogen auf Aktualität, Verlauf, nachvollziehbare Größe, Lage und Tiefe vorliegt, hat stattgefunden (vgl. Frage 4 der PTVS*).
16.2	Wurde die Dekubitusgefährdung anhand eines aus dem nationalen Expertenstandard empfohlenen Risikoscreenings oder eines anderen ver-	Die Prüfung, ob die Dekubitusgefährdung anhand eines aus dem nationalen Expertenstandard empfohlenen Risikoscreenings oder eines anderen vergleichbaren verlässlichen Instruments bewertet wurde, hat stattgefunden (vgl. Frage 1 der PTVS* so-

9.5 Beschreibungen der Einzelmodule

Nr.	Fragestellung	Messkriterium/Ziel
	gleichbaren verlässlichen Instruments erhoben?	wie die Prozess- und Ergebniskriterien P1/E1 im Expertenstandard Dekubitusprophylaxe in der Pflege, 2017).
16.3	Wurde die Dekubitusgefährdung anhand pflegefachlicher Kompetenz zusätzlich bewertet und bei einer festgestellten Dekubitusgefährdung diese differenziert beurteilt?	Die Dekubitusgefährdung wurde anhand pflegefachlicher Kompetenz zusätzlich bewertet und diese bei einer festgestellten Dekubitusgefährdung differenziert beurteilt. Die pflegefachliche Bewertung ist grundsätzlich höher einzustufen als das Ergebnis aus einem der empfohlenen Risikoscreenings bzw. -assessment aus dem Expertenstandard Dekubitusprophylaxe in der Pflege (vgl. Frage 1 der PTVS* sowie die Prozess- und Ergebniskriterien P1/E1 im Expertenstandard Dekubitusprophylaxe in der Pflege, 2017)
16.4	Wurde das Risikoscreening mit ggf. differenzierter Beurteilung sowie die pflegefachliche Kompetenzbewertung zur Dekubitusgefährdung regelmäßig in festgelegten Zeiträumen durchgeführt?	Das Risikoscreening wurde mit ggf. differenzierter Beurteilung sowie die pflegefachliche Kompetenzbewertung zur Dekubitusgefährdung regelmäßig fachlich bewertet und ist nach einrichtungsinternen Festlegungen evaluiert worden. Die Prüfung, ob das Evaluierungsdatum eingehalten wurde, hat stattgefunden (vgl. Prozess- und Ergebniskriterien P1/E2 im Expertenstandard Dekubitusprophylaxe in der Pflege, 2017).
16.5	Wurde das individuelle Bewegungsintervall fachlich definiert und entspricht dieses der aktuellen Gesundheitssituation des Pflegeempfängers?	Das individuelle Bewegungsintervall ist fachlich erhoben und nachweislich dokumentiert. Die Erhebung kann anhand des Fingertests und einer Hautoberflächenbeurteilung erhoben werden. Bei Veränderungen der Gesundheitssituation des Pflegeempfängers muss zwingend das Bewegungsintervall evaluiert und angepasst werden (vgl. Prozess- und Ergebniskriterien P4/E4 im Expertenstandard Dekubitusprophylaxe in der Pflege, 2017).
16.6	Wurde ein individueller Bewegungsförderungsplan mit festgelegtem Bewegungsintervall angelegt und wird dieser korrekt geführt?	Die Prüfung, ob ein individueller Bewegungsförderungsplan mit festgelegtem Bewegungsintervall angelegt und korrekt geführt wird, hat stattgefunden (vgl. Prozess- und Ergebniskriterien P4/E4 im Expertenstandard Dekubitusprophylaxe in der Pflege, 2017).
16.7	Wird der Hautzustand regelmäßig und fachlich beurteilt? Wird die Beurteilung nachweislich dokumentiert?	Die Prüfung, ob der Hautzustand fachlich und regelmäßig, im Bedarfsfall täglich bzw. noch häufiger beurteilt worden ist, hat stattgefunden. Das Ergebnis ist nachweislich dokumentiert (vgl. Prozess- und Ergebniskriterien P6/E6 im Expertenstan-

Tab. 9.20: Modul 16: Nationaler Expertenstandard »Dekubitusprophylaxe in der Pflege« – Fortsetzung

Tab. 9.20: Modul 16: Nationaler Expertenstandard »Dekubitusprophylaxe in der Pflege« – Fortsetzung

Nr.	Fragestellung	Messkriterium/Ziel
		dard Dekubitusprophylaxe in der Pflege, 2017).
16.8	Werden druckverteilende und -entlastende Hilfsmittel fachlich und in angepasstem Maße eingesetzt?	Die Prüfung, ob die druckverteilende und -entlastende Hilfsmittel fachlich und im angepassten Maße eingesetzt werden, hat stattgefunden (vgl. Prozess- und Ergebniskriterien P5/P5 im Expertenstandard Dekubitusprophylaxe in der Pflege, 2017).
16.9	Werden weitere Maßnahmen zur Druckentlastung und Förderung der Eigenbewegung des Pflegeempfängers, wie im Expertenstandard beschrieben, durchgeführt?	Die Prüfung, ob weitere Interventionen zur Druckentlastung und Förderung der Eigenbewegung des Pflegeempfängers z. B. Mikrobewegung, scherkräftearmer Transfer, wie im Expertenstandard beschrieben eingesetzt werden, hat stattgefunden (vgl. Prozess- und Ergebniskriterien P5/E5 im Expertenstandard Dekubitusprophylaxe in der Pflege, 2017).
16.10	Wurde der Pflegeempfänger von seiner Pflegebezugskraft über sein Dekubitusrisiko und über prophylaktische Maßnahmen informiert?	Der Pflegeempfänger, Patient bzw. Kunde wurde von seiner Pflegebezugskraft über sein Dekubitusrisiko und über prophylaktische Maßnahmen nachweislich informiert (vgl. Prozess- und Ergebniskriterien P2/P2 im Expertenstandard Dekubitusprophylaxe in der Pflege, 2017).
16.11	Sind die Angehörigen über das Dekubitusrisiko und über prophylaktische Maßnahmen informiert?	Die Angehörigen sind über das Dekubitusrisiko und über prophylaktische Maßnahmen nachweislich informiert (vgl. Prozess- und Ergebniskriterien P2/P2 im Expertenstandard Dekubitusprophylaxe in der Pflege, 2017).
16.12	Sind in der Versorgung des Pflegeempfängers beteiligte Dritte über das Dekubitusrisiko und über prophylaktische Maßnahmen informiert?	Die Prüfung, ob in der Versorgung des Pflegeempfängers beteiligte Dritte, z. B. das Personal in Arztpraxen, Transportdiensten und anderen Abteilungen usw. über das Dekubitusrisiko und über prophylaktische Maßnahmen nachweislich informiert sind, hat stattgefunden.
16.13	Werden die Nachweise zur Behandlung des Dekubitus (z. B. Wunddokumentation) ausgewertet und bei Bedarf der behandelnde Arzt und der Wundexperte informiert?	Die Prüfung, ob die Nachweise zur Behandlung des Dekubitus (z. B. Wunddokumentation) ausgewertet und bei Bedarf der behandelnde Arzt und der Wundexperte informiert worden sind, ist erfolgt (vgl. Frage 6 der PTVS*).

* in der Fassung vom 10.06.2013 basierend auf der Vereinbarung nach § 115 Abs. 1a Satz 6 und der Qualitätsprüfung nach § 114 Abs. 1 SGB XI

9.5.17 Modul 17: Nationaler Expertenstandard »Sturzprophylaxe in der Pflege«

»Stürze stellen insbesondere für ältere und kranke Menschen ein hohes Risiko dar. Sie gehen häufig mit schwerwiegenden Einschnitten in die bisherige Lebensführung einher, die von Wunden und Frakturen über Einschränkung des Bewegungsradius infolge verlorenen Vertrauens in die eigene Mobilität bis hin zur Aufgabe einer selbstständigen Lebensführung reichen. Durch rechtzeitige Einschätzung der individuellen Risikofaktoren, eine systematische Sturzerfassung, Information und Beratung von Patienten/Bewohnern und Angehörigen sowie gemeinsame Maßnahmenplanung und Durchführung kann eine sichere Mobilität gefördert werden« (DNQP, 2013).

Dieses Modul (▶ Tab. 9.21) beschreibt pflegerische Qualitätskriterien, um das Ziel zu erreichen, dass jeder Pflegeempfänger mit einem erhöhten Sturzrisiko eine Sturzprophylaxe erhält, die Stürze weitgehend verhindert und Sturzfolgen minimiert (vgl. DNQP, 2013).

Tab. 9.21: Modul 17: Nationaler Expertenstandard »Sturzprophylaxe in der Pflege«

Nr.	Fragestellung	Messkriterium/Ziel
17	Wurde die Sturzgefährdung anhand eines aus dem nationalen Expertenstandard empfohlenen Risikoassessments mit personen-, medikamenten- und umgebungsbezogenen Sturzrisikofaktoren erhoben?	Die Prüfung, ob die Sturzrisikogefährdung anhand eines aus dem nationalen Expertenstandard empfohlenen Risikoassessments mit personen-, medikamenten- und umgebungsbezogenen Sturzrisikofaktoren erhoben wurde, hat stattgefunden (vgl. Frage 18 der PTVS* sowie die Prozess- und Ergebniskriterien P1/E1 im Expertenstandard Sturzprophylaxe in der Pflege, 2010).
17.1	Wurde die Risikogefährdung anhand pflegefachlicher Kompetenz zusätzlich bewertet?	Die Sturzrisikogefährdung ist anhand pflegefachlicher Kompetenz zusätzlich bewertet worden. Die bisherigen Risikoassessments, wie im Expertenstandard beschrieben, sind derzeit nicht in dem notwendigen Maße valide, um im hohen Maße treffsichere Einschätzungen zu liefern (vgl. Frage 18 der PTVS* sowie die Prozess- und Ergebniskriterien P1/E1 im Expertenstandard Sturzprophylaxe in der Pflege, 2010).
17.2	Wurden das Risikoassessment und die pflegefachliche Kompetenzbewertung zur Risikogefährdung regelmäßig in festgelegten Zeiträumen durchgeführt?	Das Risikoassessment und die pflegefachliche Kompetenzbewertung zur Risikogefährdung sind regelmäßig fachlich bewertet und nach einrichtungsinternen Festlegungen evaluiert. Die Prüfung, ob das Evaluierungsdatum eingehalten wurde, hat stattgefunden (vgl. Prozess- und Ergebniskriterien P1/E1 im Expertenstandard Sturzprophylaxe in der Pflege, 2010).
17.3	Wurde das Sturzrisiko mit personen-, medikamenten- und umgebungsbezogenen Sturzrisikofaktoren nach einem Sturzer-	Die Prüfung, ob nach einem Sturzereignis das Sturzrisiko bezogen auf personen-, medikamenten- und umgebungsbezogene Sturzrisikofaktoren neu beurteilt sowie die Pflegeplanung entsprechend evaluiert

Tab. 9.21: Modul 17: Nationaler Expertenstandard »Sturzprophylaxe in der Pflege« – Fortsetzung

Nr.	Fragestellung	Messkriterium/Ziel
	eignis oder der Veränderung des Gesundheitszustandes des Pflegeempfängers erneut erhoben?	worden ist, ist erfolgt (vgl. Prozess- und Ergebniskriterien P1/E1/P3/E3 im Expertenstandard Sturzprophylaxe in der Pflege, 2010).
17.4	Werden bei Pflegeempfängern mit erhöhtem Sturzrisiko die notwendigen erforderlichen prophylaktischen Maßnahmen gegen Stürze durchgeführt?	Die Prüfung, ob die notwendigen erforderlichen prophylaktischen Maßnahmen gegen Stürze, z. B. Umgebungsanpassung, Einsatz von Hilfsmitteln, Muskelaufbautraining etc. durchgeführt werden, ist erfolgt (vgl. Frage 19 der PTVS* sowie den Prozess- und Ergebniskriterien P3/E3/P4/E4 im Expertenstandard Sturzprophylaxe in der Pflege, 2010).
17.5	Ist der Pflegeempfänger von seiner Pflegebezugskraft über sein Sturzrisiko und über prophylaktische Maßnahmen informiert worden?	Die Prüfung, ob der Pflegeempfänger, Patient bzw. Kunde von seiner Pflegebezugskraft über sein Sturzrisiko und über prophylaktische Maßnahmen nachweislich informiert worden ist, ist erfolgt (vgl. Prozess- und Ergebniskriterien P2/E2/P3/P4 im Expertenstandard Sturzprophylaxe in der Pflege, 2010).
17.6	Sind die Angehörigen über das Sturzrisiko und über prophylaktische Maßnahmen des Pflegeempfängers informiert?	Die Prüfung, ob die Angehörigen über das Sturzrisiko und prophylaktische Maßnahmen nachweislich informiert worden sind, ist erfolgt (vgl. Prozess- und Ergebniskriterien P2/E2/P3/P4 im Expertenstandard Sturzprophylaxe in der Pflege, 2010).
17.7	Sind an der Versorgung des Pflegeempfängers beteiligte Dritte über das Sturzrisiko und über prophylaktische Maßnahmen informiert?	Die Prüfung, ob an der Versorgung des Pflegeempfängers beteiligte Dritte, z. B. das Personal in Arztpraxen, Transportdiensten und anderen Abteilungen, über das Sturzrisiko und über prophylaktische Maßnahmen nachweislich informiert sind, hat stattgefunden (vgl. Prozess- und Ergebniskriterien P5/E5 im Expertenstandard Sturzprophylaxe in der Pflege, 2010).
17.8	Liegt ein individueller Maßnahmenplan zur Sturzprophylaxe bezogen auf die identifizierten potentiellen Sturzrisikofaktoren vor?	Die Prüfung, ob ein individueller im Pflegeprozess integrierter Maßnahmenplan zur Sturzprophylaxe bezogen auf die identifizierten potentiellen Sturzrisikofaktoren vorliegt, ist erfolgt (vgl. Frage 19 der PTVS* sowie die Prozess- und Ergebniskriterien P3/E3 im Expertenstandard Sturzprophylaxe in der Pflege, 2010).
17.9	Ist jedes Sturzereignis im Sturzereignisprotokoll nachweisbar analysiert und dokumentiert?	Die Prüfung, ob jedes Sturzereignis im Sturzereignisprotokoll nachweisbar analysiert und dokumentiert wurde, ist erfolgt (vgl. Prozess- und Ergebniskriterien P6/E6 im Expertenstandard Sturzprophylaxe in der Pflege, 2010).

* in der Fassung vom 10.06.2013 basierend auf der Vereinbarung nach § 115 Abs. 1a Satz 6 und der Qualitätsprüfung nach § 114 Abs. 1 SGB XI

9.5.18 Modul 18: Nationaler Expertenstandard »Förderung der Harnkontinenz in der Pflege«

»Harninkontinenz ist ein weit verbreitetes pflegerelevantes Problem. Für die betroffenen Menschen ist sie häufig mit sozialem Rückzug, sinkender Lebensqualität und steigendem Pflegebedarf verbunden. Durch frühzeitige Identifikation von gefährdeten und betroffenen Patienten/Bewohnern und der gemeinsamen Vereinbarung von spezifischen Maßnahmen kann dieses Problem erheblich positiv beeinflusst werden. Darüber hinaus können durch Harninkontinenz hervorgerufene Beeinträchtigungen reduziert werden« (DNQP, 2014).

Dieses Modul (▶ Tab. 9.22) beschreibt pflegerische Qualitätskriterien um das Ziel zu erreichen, dass bei jedem Pflegeempfänger Harnkontinenz erhalten oder gefördert wird. Identifizierte Harninkontinenz wird beseitigt, weitestgehend reduziert bzw. kompensiert (vgl. DNQP, 2014).

Nr.	Fragestellung	Messkriterium/Ziel
18	Wurde die Risikogefährdung anhand pflegefachlicher Kompetenz und der Anamnese bewertet?	Die Prüfung, ob Risikofaktoren und Anzeichen für eine Harninkontinenz identifiziert sind, hat stattgefunden (vgl. Frage 16 der PTVS* sowie die Prozess- und Ergebniskriterien im Expertenstandard Förderung der Harnkontinenz in der Pflege, 2014).
18.1	Ist bei Kontinenzproblemen eine differenzierte Einschätzung der Kontinenzsituation, des Kontinenzprofils und der Ressourcen erfolgt?	Die Prüfung, ob eine differenzierte Einschätzung der Kontinenzsituation, der Ressourcen und des Kontinenzprofils bei Kontinenzproblemen vorliegt, hat stattgefunden (vgl. Frage 16 der PTVS* sowie die Prozess- und Ergebniskriterien P2/E2 im Expertenstandard Förderung der Harnkontinenz in der Pflege, 2014).
18.2	Ist der Pflegeempfänger von seiner Pflegebezugskraft über die pflegerische Einschätzung zur Kontinenzsituation und über Maßnahmen zur Kontinenzförderung informiert?	Die Prüfung, ob der Pflegeempfänger, Patient bzw. Kunde von seiner Pflegebezugskraft über die pflegerische Einschätzung zur Kontinenzsituation und über Maßnahmen zur Kontinenzförderung nachweislich informiert worden ist, hat stattgefunden (vgl. Prozess- und Ergebniskriterien P3/E3 im Expertenstandard Förderung der Harnkontinenz in der Pflege, 2014).
18.3	Sind die Angehörigen über die pflegerische Einschätzung zur Kontinenzsituation und über Maßnahmen zur Kontinenzförderung des Pflegeempfängers informiert?	Die Prüfung, ob die Angehörigen über die pflegerische Einschätzung zur Kontinenzsituation und über die Maßnahmen zur Kontinenzförderung informiert worden sind, hat stattgefunden (vgl. Prozess- und Ergebniskriterien P3/E3 im Expertenstandard Förderung der Harnkontinenz in der Pflege, 2014).

Tab. 9.22: Modul 18: Nationaler Expertenstandard »Förderung der Harnkontinenz in der Pflege«

Tab. 9.22:
Modul 18: Nationaler Expertenstandard »Förderung der Harnkontinenz in der Pflege« – Fortsetzung

Nr.	Fragestellung	Messkriterium/Ziel
18.4	Liegt ein Maßnahmenplan zum Erhalt oder zum Erreichen des angestrebten Kontinenzprofils vor? Ist dieser mit der Versorgung des Pflegeempfängers durch beteiligte Dritte abgestimmt?	Die Prüfung, ob ein individueller im Pflegeprozess integrierter Maßnahmenplan zum Erhalt oder Erreichen des angestrebten Kontinenzprofils vorliegt, ist erfolgt (vgl. Frage 17 der PTVS* sowie die Prozess- und Ergebniskriterien P4/E4 im Expertenstandard Sturzprophylaxe in der Pflege, 2014).
18.5	Koordiniert die Pflegebezugskraft die multidisziplinären Maßnahmen analog der Pflegeplanung, um die gewünschten Ziele zu erreichen?	Die Prüfung, ob die Pflegebezugskraft die multidisziplinären Maßnahmen analog der Pflegeplanung koordiniert, um die gewünschten Ziele zu erreichen, z. B. Blasentraining, hat stattgefunden. Der Unterstützungsbedarf bei der Ausscheidung ist angepasst. Das angestrebte Kontinenzprofil ist erreicht bzw. das bisherige erhalten (vgl. Frage 17 der PTVS* sowie den Prozess- und Ergebniskriterien P5/E5/E6 im Expertenstandard Sturzprophylaxe in der Pflege, 2014).
18.6	Evaluiert die Pflegebezugskraft multidisziplinäre Maßnahmen analog der Pflegeplanung und passt diese bei Bedarf an?	Die Prüfung, ob die Pflegebezugskraft die multidisziplinären Maßnahmen analog der Pflegeplanung regelmäßig fachlich bewertet und nach einrichtungsinternen Festlegungen evaluiert, hat stattgefunden (vgl. Prozess- und Ergebniskriterien P1/P6 im Expertenstandard Sturzprophylaxe in der Pflege, 2014).

* in der Fassung vom 10.06.2013 basierend auf der Vereinbarung nach § 115 Abs. 1a Satz 6 und der Qualitätsprüfung nach § 114 Abs. 1 SGB XI

9.5.19 Modul 19: Nationaler Expertenstandard »Schmerzmanagement in der Pflege bei akuten Schmerzen«

»Eine unzureichende Schmerzbehandlung kann für Patienten/Bewohner gravierende Folgen haben, z. B. physische und psychische Beeinträchtigungen, Verzögerungen des Genesungsverlaufs oder die Chronifizierung der Schmerzen. Durch eine rechtzeitig eingeleitete, systematische Schmerzeinschätzung, Schmerzbehandlung sowie Information, Anleitung und Schulung von Patienten/Bewohnern und ihren Angehörigen tragen Pflegefachkräfte maßgeblich dazu bei, Schmerzen und deren Auswirkungen zu kontrollieren bzw. zu verhindern« (DNQP, 2011).

Dieses Modul (▶ Tab. 9.23) beschreibt pflegerische Qualitätskriterien, um das Ziel zu erreichen, dass jeder Pflegeempfänger mit akuten oder zu erwartenden Schmerzen ein angemessenes Schmerzmanagement, das dem Entstehen von Schmerzen vorbeugt, diese auf ein erträgliches Maß reduziert oder beseitigt erhält (vgl. DNQP, 2011).

9.5 Beschreibungen der Einzelmodule

Tab. 9.23: Modul 19: Nationaler Expertenstandard »Schmerzmanagement in der Pflege bei akuten Schmerzen«

Nr.	Fragestellung	Messkriterium/Ziel
19	Erfolgte bei der Aufnahme bzw. Rückverlegung des Pflegeempfängers eine nachweisliche initiale Einschätzung von Schmerzen, zu erwartenden Schmerzen oder schmerzbedingten Problemen?	Die Prüfung, ob die Einschätzung von Schmerzen, zu erwartenden Schmerzen oder schmerzbedingten Problemen bei der Aufnahme oder Rückverlegung anhand eines aus dem nationalen Expertenstandard empfohlenen Assessments erhoben wurde, hat stattgefunden. Eine aktuelle systematische und zielgruppenspezifische Schmerzeinschätzung und Verlaufskontrolle liegt vor (vgl. Frage 13 der PTVS* sowie die Prozess- und Ergebniskriterien P1/E1 im Expertenstandard Schmerzmanagement in der Pflege bei akuten Schmerzen, 2014).
19.1	Erfolgt beim Pflegeempfänger eine systematische und regelmäßige Schmerzeinschätzung sowie die Einschätzung der Schmerzen und schmerzbedingten Probleme in Ruhe und Belastung bzw. Bewegung?	Die Prüfung, ob eine systematische und regelmäßige Schmerzeinschätzung erfolgt und nach einrichtungsinternen Festlegungen evaluiert wird, hat stattgefunden. Die Prüfung, ob die Einschätzung der Schmerzen und schmerzbedingten Probleme in Ruhe und Belastung bzw. Bewegung erfolgt ist, hat stattgefunden (vgl. Frage 13 der PTVS* sowie die Prozess- und Ergebniskriterien P1/E1 im Expertenstandard Schmerzmanagement in der Pflege bei akuten Schmerzen, 2014).
19.2	Erhält der Pflegeempfänger die verordneten Medikamente gegen akute Schmerzen?	Die Prüfung, ob der Pflegeempfänger, Patient bzw. Kunde die verordneten Medikamente bei akuten Schmerzen erhält, hat stattgefunden (vgl. Frage 15 der PTVS*)
19.3	Erhält der Pflegeempfänger die verordnete Bedarfsmedikation im Bedarfsfall und ist diese vorrätig?	Die Prüfung, ob der Pflegeempfänger, Patient bzw. Kunde die verordneten Bedarfsmedikamente im Bedarfsfall erhält, hat stattgefunden. Die Bedarfsmedikamente sind pflegeempfängerbezogen in der Einrichtung vorrätig.
19.4	Werden schmerzmittelbedingte Nebenwirkungen erfasst, dokumentiert und in Absprache mit dem behandelnden Arzt prophylaktische bzw. entgegenwirkende Maßnahmen durchgeführt?	Die Prüfung, ob die schmerzmittelbedingten Nebenwirkungen erfasst, dokumentiert und in Absprache mit dem behandelnden Arzt prophylaktische bzw. entgegenwirkende Maßnahmen durchgeführt worden sind, hat stattgefunden. Schmerzmittelbedingte Nebenwirkungen wurden verhindert bzw. erfolgreich behandelt (vgl. Prozess- und Ergebniskriterien P3/E3 im Expertenstandard Schmerzmanagement in der Pflege bei akuten Schmerzen, 2014).
19.5	Werden bei mehr als 3/10 NRS Ruheschmerzintensität und 5/10 NRS Belastungs- bzw. Bewegungs-	Die Prüfung, ob die ärztlich angeordnete Behandlung wie geplant durchgeführt wurde, hat stattgefunden. Der Pflegeempfänger ist schmerzfrei bzw. hat

Tab. 9.23: Modul 19: Nationaler Expertenstandard »Schmerzmanagement in der Pflege bei akuten Schmerzen« – Fortsetzung

Nr.	Fragestellung	Messkriterium/Ziel
	schmerzintensität die medizinischen und multidisziplinären geplanten Maßnahmen zur Schmerzreduzierung bzw. -verhinderung durchgeführt?	Schmerzen von nicht mehr als 3/10 in Ruhe bzw. 5/10 unter Belastung oder Bewegung analog der NRS (vgl. Prozess- und Ergebniskriterien P2/E2 im Expertenstandard Schmerzmanagement in der Pflege bei akuten Schmerzen, 2014).
19.6	Wurden in multidisziplinärer Absprache mit dem Pflegeempfänger und den Angehörigen pflegerische Maßnahmen zur Schmerzverhinderung bzw. -reduzierung mindestens angeboten und optimalerweise durchgeführt?	Die Prüfung, ob die Durchführung von pflegerischen Maßnahmen zur Schmerzreduzierung bzw. -verhinderung, z. B. spezielle Lagerungen, Kälte- und Wärmeanwendungen, angeboten und optimalerweise durchgeführt wurden sowie ob diese für die aktuelle Gesundheitssituation förderlich sind, hat stattgefunden. Die angewandten Maßnahmen haben sich positiv auf die Schmerzsituation oder die Eigenaktivität des Pflegeempfängers ausgewirkt (vgl. Prozess- und Ergebniskriterien P4/E4 im Expertenstandard Schmerzmanagement in der Pflege bei akuten Schmerzen, 2014).
19.7	Wurden der Pflegeempfänger und seine Angehörigen beraten, um diese zu befähigen, Schmerzen einzuschätzen, mitzuteilen und Maßnahmen zur Schmerzvermeidung bzw. -reduzierung situationsgerecht anzuwenden?	Die Prüfung, ob der Pflegeempfänger, Patient bzw. Kunde und seine Angehörigen beraten wurden, damit diese Schmerzen einschätzen, mitteilen und positiv beeinflussen können, hat stattgefunden (vgl. Frage 12 der PTVS* sowie die Prozess- und Ergebniskriterien P5/E5 im Expertenstandard Schmerzmanagement in der Pflege bei akuten Schmerzen, 2014).

* in der Fassung vom 10.06.2013 basierend auf der Vereinbarung nach § 115 Abs. 1a Satz 6 und der Qualitätsprüfung nach § 114 Abs. 1 SGB XI

9.5.20 Modul 20: Nationaler Expertenstandard »Schmerzmanagement in der Pflege bei chronischen Schmerzen«

»Chronischer Schmerz wirkt beeinträchtigend auf die Lebenssituation der Betroffenen und ihrer Angehörigen ein. Durch das Schmerzerleben sinkt die Lebensqualität, wird die Funktionsfähigkeit und die soziale Teilhabe erheblich eingeschränkt und es kann zu gesundheitlichen Krisen aufgrund von Destabilisierungen der Schmerzsituation kommen. Ein individuell angepasstes pflegerisches Schmerzmanagement leistet einen wichtigen Beitrag in der interprofessionell abgestimmten Schmerzbehandlung« (DNQP, 2015).

Dieses Modul (▶ Tab. 9.24) beschreibt pflegerische Qualitätskriterien, um das Ziel zu erreichen, dass jeder Pflegeempfänger mit chronischen Schmerzen ein individuell angepasstes Schmerzmanagement erhält, das zur Schmerzlinderung, zum Erhalt oder zur Erreichung einer bestmöglichen Lebensqualität und Funktionsfähigkeit sowie zu einer stabilen und akzeptablen Schmerzsituation beiträgt und schmerzbedingten Krisen vorbeugt (vgl. DNQP, 2015).

Tab. 9.24: Modul 20: Nationaler Expertenstandard »Schmerzmanagement in der Pflege bei chronischen Schmerzen«

Nr.	Fragestellung	Messkriterium/Ziel
20	Erfolgte bei der Aufnahme bzw. Rückverlegung des Pflegeempfängers eine nachweisliche initiale Einschätzung von Schmerzen, zu erwartenden Schmerzen oder schmerzbedingten Problemen sowie bei Schmerzen die Unterscheidung in akut oder chronisch?	Die Prüfung, ob die Einschätzung von Schmerzen, zu erwartenden Schmerzen oder schmerzbedingten Problemen bei der Aufnahme oder Rückverlegung anhand eines aus dem nationalen Expertenstandard empfohlenen Assessments erhoben wurde, hat stattgefunden. Die Schmerzen sind in akut oder chronisch unterschieden. Eine aktuelle systematische und zielgruppenspezifische Schmerzeinschätzung und Verlaufskontrolle liegt vor (vgl. Frage 13 der PTVS* sowie die Prozess- und Ergebniskriterien P1/E1 im Expertenstandard Schmerzmanagement in der Pflege bei chronischen Schmerzen, 2015).
20.1	Erfolgte beim Pflegeempfänger mit einer stabilen Schmerzsituation eine systematische und regelmäßige Schmerzeinschätzung?	Die Prüfung, ob eine systematische und regelmäßige Schmerzeinschätzung stabiler Schmerzsituation erfolgt und nach einrichtungsinternen Festlegungen evaluiert wird, hat stattgefunden (vgl. Prozess- und Ergebniskriterien P1/E1 im Expertenstandard Schmerzmanagement in der Pflege bei chronischen Schmerzen, 2014).
20.2	Wird bei einer instabilen Schmerzsituation der behandelnde Arzt und ein pflegerischer Schmerzexperte informiert und zum differenzierten Assessment herangezogen?	Die Prüfung, ob bei einer instabilen Schmerzsituation der behandelnde Arzt und ein pflegerischer Schmerzexperte zum differenzierten Assessment herangezogen wurden, ist erfolgt (vgl. Prozess- und Ergebniskriterien P1/E1/P5/E5 im Expertenstandard Schmerzmanagement in der Pflege bei chronischen Schmerzen, 2014).
20.3	Erfolgte beim Pflegeempfänger mit einer stabilen Schmerzsituation die Identifizierung von stabilisierenden und destabilisierenden Faktoren?	Die Prüfung, ob bei einer stabilen Schmerzsituation die stabilisierenden und destabilisierenden Faktoren identifiziert worden sind, hat stattgefunden (Prozess- und Ergebniskriterien P1/E1 im Expertenstandard Schmerzmanagement in der Pflege bei chronischen Schmerzen, 2014).
20.4	Erhält der Pflegeempfänger die verordneten Medikamente gegen chronische Schmerzen?	Die Prüfung, ob der Pflegeempfänger, Patient bzw. Kunde die verordneten Medikamente bei chronischen Schmerzen erhält, hat stattgefunden (vgl. Frage 15 der PTVS*).
20.5	Erhält der Pflegeempfänger die verordnete Bedarfsmedikation im Bedarfsfall und ist diese vorrätig?	Die Prüfung, ob der Pflegeempfänger, Patient bzw. Kunde die verordneten Bedarfsmedikamente im Bedarfsfall erhält, hat stattgefunden. Die Bedarfsmedikamente sind pflegeempfängerbezogen in der Einrichtung vorrätig.

Tab. 9.24: Modul 20: Nationaler Expertenstandard »Schmerzmanagement in der Pflege bei chronischen Schmerzen« – Fortsetzung

Nr.	Fragestellung	Messkriterium/Ziel
20.6	Wird ein individueller medizinischer und pflegerischer Behandlungsplan umgesetzt welcher die Schmerzsituation, die Therapieziele und Selbstmanagementkompetenzen berücksichtigt?	Die Prüfung, ob ein individueller medizinischer und pflegerischer Behandlungsplan umgesetzt wird, welcher die Schmerzsituation, die Therapieziele und Selbstmanagementkompetenzen berücksichtigt, hat stattgefunden (vgl. Prozess- und Ergebniskriterien P2/E2 im Expertenstandard Schmerzmanagement in der Pflege bei akuten Schmerzen, 2014).
20.7	Wird das schmerzauslösendes Vorgehen bei pflegerischen Interventionen vermieden?	Die Prüfung, ob das schmerzauslösendes Vorgehen z. B. Verbandswechsel bei pflegerischen Interventionen vermieden wurde, hat stattgefunden. Dies kann durch Befragung des Pflegeempfängers und durch die Sichtung der Dokumentation erfolgen (vgl. Prozess- und Ergebniskriterien P4/E4 im Expertenstandard Schmerzmanagement in der Pflege bei akuten Schmerzen, 2014).
20.8	Wurden der Pflegeempfänger und seine Angehörigen individuell über die Schmerzsituation geschult und beraten, um das schmerzbezogene Selbstmanagement zu befähigen?	Die Prüfung, ob der Pflegeempfänger und seine Angehörigen individuell über die Schmerzsituation geschult und beraten wurden, um das schmerzbezogene Selbstmanagement zu befähigen, hat stattgefunden. Bei einem speziellen Beratungsbedarf wurde ein pflegerischer Schmerzexperte hinzugezogen (vgl. Prozess- und Ergebniskriterien P3/E3 im Expertenstandard Schmerzmanagement in der Pflege bei akuten Schmerzen, 2014).

* in der Fassung vom 10.06.2013 basierend auf der Vereinbarung nach § 115 Abs. 1a Satz 6 und der Qualitätsprüfung nach § 114 Abs. 1 SGB XI

9.5.21 Modul 20: Nationaler Expertenstandard »Pflege von Menschen mit chronischen Wunden«

»Chronische Wunden sind häufig Symptome einer chronischen Krankheit, die maßgeblich den Alltag der betroffenen Person beeinflusst. Sie führen, insbesondere durch Schmerzen, Einschränkungen der Mobilität, Wundexsudat und -geruch, zu erheblichen Beeinträchtigungen der Lebensqualität. Durch Anleitung und Beratung der Patienten/Bewohner und ihrer Angehörigen zu alltagsorientierten Maßnahmen im Umgang mit der Wunde und den wund- und therapiebedingten Auswirkungen können die Fähigkeiten zum gesundheitsbezogenen Selbstmanagement so verbessert werden, dass sich positive Effekte für Wundheilung und Lebensqualität ergeben. Des Weiteren verbessern sachgerechte Beurteilung und phasengerechte Versorgung der Wunde sowie regelmäßige Dokumentation des Verlaufs unter Berücksichtigung der Sichtweise der Patienten/Bewohner auf ihr Kranksein die Heilungschancen« (DNQP, 2015).

9.5 Beschreibungen der Einzelmodule

Dieses Modul (▶ Tab. 9.25) beschreibt pflegerische Qualitätskriterien, um das Ziel zu erreichen, dass jeder Pflegeempfänger mit einer chronischen Wunde vom Typ Dekubitus, Ulcus cruris venosum/arteriosum/mixtum oder Diabetisches Fußulcus eine pflegerische Versorgung erhält, die das individuelle Krankheitsverständnis berücksichtigt, die Lebensqualität fördert, die Wundheilung unterstützt und die Rezidivbildung von Wunden vermeidet (vgl. DNQP, 2015).

Tab. 9.25: Modul 21: Nationaler Expertenstandard »Pflege von Menschen mit chronischen Wunden«

Nr.	Fragestellung	Messkriterium/Ziel
21	Sind Ort (innerhalb oder außerhalb der Pflegeeinrichtung) und Zeitpunkt der Entstehung des Dekubitus nachvollziehbar dokumentiert?	Die Prüfung, ob bei einem Dekubitus der Ort, z. B. während des Krankenhausaufenthalts und Zeitpunkt der Entstehung nachvollziehbar dokumentiert wurden, hat stattgefunden (vgl. Frage 3 der PTVS*).
21.1	Erfolgt eine differenzierte Dokumentation der chronischen Wunde bezogen auf Aktualität, Verlauf, nachvollziehbare Größe, Lage und Tiefe?	Die Prüfung, ob eine differenzierte Dokumentation der chronischen Wunde bezogen auf Aktualität, Verlauf, nachvollziehbare Größe, Lage und Tiefe stattfindet, hat stattgefunden (vgl. Frage 4 der PTVS* und die Prozess- und Ergebniskriterien P1/E1 im Expertenstandard Pflege von Menschen mit chronischen Wunden).
21.2	Wurde die medizinische Diagnose eingeholt?	Die Prüfung, ob eine medizinische Diagnose dokumentiert ist, hat stattgefunden (vgl. Prozess- und Ergebniskriterien P1/E1 im Expertenstandard Pflege von Menschen mit chronischen Wunden).
21.3	Wurde für das wundspezifische Assessment ein pflegerischer Fachexperte hinzugezogen und nach Bedarf in die weitere Versorgung miteinbezogen?	Für das wundspezifische Assessment ist eine pflegerische Fachexpertin hinzugezogen und bei Bedarf in die weitere Versorgung mit einbezogen worden (vgl. Prozess- und Ergebniskriterien P1/E1 im Expertenstandard Pflege von Menschen mit chronischen Wunden).
21.4	Enthält die Dokumentation differenzierte Aussagen zu den Mobilitäts- und anderen Einschränkungen?	Die Prüfung, ob die Dokumentation differenzierte Aussagen zu den Mobilitäts- und anderen Einschränkungen enthält, hat stattgefunden (vgl. Prozess- und Ergebniskriterien P1/E1 im Expertenstandard Pflege von Menschen mit chronischen Wunden).
21.5	Enthält die Dokumentation differenzierte Aussagen zu der Schmerzsituation?	Die Prüfung, ob die Dokumentation differenzierte Aussagen zu der Schmerzsituation enthält, hat stattgefunden (vgl. Prozess- und Ergebniskriterien P1/E1 im Expertenstandard Pflege von Menschen mit chronischen Wunden).
21.6	Enthält die Dokumentation differenzierte Aussagen zum Exsudat?	Die Prüfung, ob die Dokumentation differenzierte Aussagen zum Exsudat enthält, hat stattgefunden (vgl. Prozess- und Er-

Tab. 9.25:
Modul 21: Nationaler Expertenstandard »Pflege von Menschen mit chronischen Wunden« – Fortsetzung

Nr.	Fragestellung	Messkriterium/Ziel
		gebniskriterien P1/E1 im Expertenstandard Pflege von Menschen mit chronischen Wunden).
21.7	Enthält die Dokumentation differenzierte Aussagen zum Ernährungsstatus?	Die Prüfung, ob die Dokumentation differenzierte Aussagen zum Ernährungsstatus enthält, hat stattgefunden (vgl. Prozess- und Ergebniskriterien P1/E1 im Expertenstandard Pflege von Menschen mit chronischen Wunden).
21.8	Enthält die Dokumentation differenzierte Aussagen zu der psychischen Verfassung?	Die Prüfung, ob die Dokumentation differenzierte Aussagen zu der psychischen Verfassung enthält, hat stattgefunden (vgl. Prozess- und Ergebniskriterien P1/E1 im Expertenstandard Pflege von Menschen mit chronischen Wunden).
21.9	Enthält die Dokumentation differenzierte Aussagen zum Wundgeruch?	Die Prüfung, ob die Dokumentation differenzierte Aussagen zum Wundgeruch enthält, hat stattgefunden (vgl. Prozess- und Ergebniskriterien P1/E1 im Expertenstandard Pflege von Menschen mit chronischen Wunden).
21.10	Enthält die Dokumentation differenzierte Aussagen zu der Rezidivzahl und der Wunddauer?	Die Prüfung, ob die Dokumentation differenzierte Aussagen zu der Rezidivzahl und der Wunddauer enthält, hat stattgefunden (vgl. Prozess- und Ergebniskriterien P1/E1 im Expertenstandard Pflege von Menschen mit chronischen Wunden).
21.11	Enthält die Dokumentation differenzierte Aussagen zur Lokalisation, Wundgröße, -rand, -umgebung und -grund?	Die Prüfung, ob die Dokumentation differenzierte Aussagen zu der Lokalisation, der Wundgröße, -rand, -umgebung und -grund enthält, hat stattgefunden (vgl. Prozess- und Ergebniskriterien P1/E1 im Expertenstandard Pflege von Menschen mit chronischen Wunden).
21.12	Enthält die Dokumentation differenzierte Aussagen zu den Entzündungszeichen?	Die Prüfung, ob die Dokumentation differenzierte Aussagen zu den Entzündungszeichen enthält, hat stattgefunden (vgl. Prozess- und Ergebniskriterien P1/E1 im Expertenstandard Pflege von Menschen mit chronischen Wunden).
21.13	Liegt ein individueller Maßnahmenplan vor, welcher die wund- und therapiebedingten Beeinträchtigungen, wundspezifischen Erfordernisse, Grunderkrankungen, Rezidivprophylaxe, Vermeidung weiterer Schäden und die Umsetzung von	Die Prüfung, ob ein individueller Maßnahmenplan vorliegt, welcher die wund- und therapiebedingten Beinträchtigungen, wundspezifischen Erfordernisse, Grunderkrankungen, Rezidivprophylaxe, Vermeidung weiterer Schäden und die Umsetzung von medizinischen Verordnungen berücksichtigt, hat stattgefunden (vgl. Prozess- und Ergebniskriterien P2/E2 im Experten-

9.5 Beschreibungen der Einzelmodule

Nr.	Fragestellung	Messkriterium/Ziel
	medizinischen Verordnungen berücksichtigt?	standard Pflege von Menschen mit chronischen Wunden).
21.14	Werden eine hygienische und fachgerechte Wundversorgung sowie die kontinuierliche Umsetzung des Maßnahmenplans gewährleistet?	Die Prüfung, ob eine hygienische und fachgerechte Wundversorgung sowie die kontinuierliche Umsetzung des Maßnahmenplans gewährleistet werden, hat stattgefunden (vgl. Prozess- und Ergebniskriterien P3/E3 im Expertenstandard Pflege von Menschen mit chronischen Wunden).
21.15	Wird die lokale Wundsituation in individuell festgelegten Abständen und spätestens nach vier Wochen beurteilt?	Die Prüfung, ob unter der Beteiligung einer pflegerischen Fachexpertin die lokale Wundsituation in individuell festgelegten Abständen innerhalb eines Zeitraums von ein bis zwei Wochen beurteilt wurde, hat stattgefunden (vgl. Prozess- und Ergebniskriterien P5/E5 im Expertenstandard Pflege von Menschen mit chronischen Wunden).
21.16	Sind der Pflegeempfänger und ggf. die Angehörigen über die Wundursache, Wundversorgung, Unterstützungsmöglichkeiten und Umgang mit wund- und therapiebedingten Einschränkungen informiert?	Die Prüfung, ob der Pflegeempfänger, Patient bzw. Kunde und ggf. die Angehörigen über die Wundursache, Wundversorgung, Unterstützungsmöglichkeiten und Umgang mit wund- und therapiebedingten Einschränkungen informiert worden sind, hat stattgefunden (vgl. Prozess- und Ergebniskriterien P4/E4 im Expertenstandard Pflege von Menschen mit chronischen Wunden).

Tab. 9.25: Modul 21: Nationaler Expertenstandard »Pflege von Menschen mit chronischen Wunden« – Fortsetzung

* in der Fassung vom 10.06.2013 basierend auf der Vereinbarung nach § 115 Abs. 1a Satz 6 und der Qualitätsprüfung nach § 114 Abs. 1 SGB XI

9.5.22 Modul 22: Nationaler Expertenstandard »Ernährungsmanagement zur Sicherstellung und Förderung der oralen Ernährung in der Pflege«

»Essen und Trinken beeinflussen die Lebensqualität, sind wichtige Bestandteile sozialer und kultureller Identität und dienen der Gesunderhaltung durch die Nährstoffaufnahme. Die Sicherung einer bedürfnisorientierten und bedarfsgerechten Ernährung kann durch die frühzeitige Erfassung und Bewertung von Anzeichen einer drohenden oder bestehenden Mangelernährung und ihrer Gründe, durch angemessene Unterstützung und Umgebungsgestaltung, spezifische Maßnahmen sowie ein geeignetes Nahrungsangebot eine Mangelernährung verhindern und bestehenden Defiziten entgegenwirken« (DNQP, 2017).

Dieses Modul (▶ Tab. 9.26) beschreibt pflegerische Qualitätskriterien, um das Ziel zu erreichen, dass bei jedem Pflegeempfänger mit pflegerischem Unterstützungsbedarf die orale Nahrungsaufnahme entsprechend seinen Bedürfnissen und seinem Bedarf gesichert sowie einer drohenden oder bestehenden Mangelernährung entgegengewirkt wurde (vgl. DNQP, 2017).

9 Anwendung der modularen Pflegevisite

Tab. 9.26: Modul 22: Nationaler Expertenstandard »Ernährungsmanagement zur Sicherstellung und Förderung der oralen Ernährung in der Pflege« – Fortsetzung

Nr.	Fragestellung	Messkriterium/Ziel
22	Liegt ein Screening-Ergebnis zur Ernährungssituation bei der Aufnahme, bei akuten Veränderungen im Gesundheitszustand und in individuell festgelegten/regelmäßigen Zeitabständen vor?	Die Prüfung, ob ein Screening zur Ernährungssituation bei der Aufnahme, bei akuten Veränderungen im Gesundheitszustand und in individuell festgelegten/regelmäßigen Zeitabständen erhoben wurde, hat stattgefunden (vgl. Frage 7/10 der PTVS* und die Prozess- und Ergebniskriterien P1/E1 im Expertenstandard Ernährungsmanagement zur Sicherstellung und Förderung der oralen Ernährung in der Pflege).
22.1	Wurde bei einem festgestellten Risiko durch das Screening-Ergebnis eine tiefergehende Einschätzung der Ernährungssituation und der sie beeinflussenden Faktoren durchdurchgeführt (Assessment)?	Die Prüfung, ob bei einem festgestellten Risiko durch das Screening-Ergebnis eine tiefergehende Einschätzung (Assessment) der Ernährungssituation und der sie beeinflussenden Faktoren durchgeführt wurde, hat stattgefunden (vgl. Frage 7/10 der PTVS* und die Prozess- und Ergebniskriterien P1/E1 im Expertenstandard Ernährungsmanagement zur Sicherstellung und Förderung der oralen Ernährung in der Pflege).
22.2	Werden individuelle Ressourcen und Risiken bei der Flüssigkeitsaufnahme erfasst?	Die Prüfung, ob die individuellen Ressourcen und Risiken bei der Flüssigkeitsaufnahme erfasst worden sind, hat stattgefunden (vgl. Frage 10 der PTVS*).
22.3	Werden auf Grundlage der Verfahrensregelung in enger Kooperation mit anderen beteiligten Berufsgruppen, z. B. Küche, Hauswirtschaft, Logopäden, Diätassistenten und Ärzten, Maßnahmen mit dem Ziel eines individuell angepassten Ernährungsmanagements koordiniert?	Die Prüfung, ob basierend auf der Grundlage der Verfahrensregelung (Prozessbeschreibung) in enger Kooperation mit anderen beteiligten Berufsgruppen, z. B. Küche, Hauswirtschaft, Logopäden, Diätassistenten und Ärzten, Maßnahmen mit dem Ziel eines individuell angepassten Ernährungsmanagements koordiniert werden, hat stattgefunden (vgl. Frage 8/11 der PTVS* und die Prozess- und Ergebniskriterien P2/E2 im Expertenstandard Ernährungsmanagement zur Sicherstellung und Förderung der oralen Ernährung in der Pflege).
22.4	Ist der Ernährungszustand angemessen im Rahmen der Einwirkungsmöglichkeiten der Pflegekräfte?	Die Prüfung, ob der individuelle Ernährungszustand im Rahmen der Einwirkungsmöglichkeiten der Pflegekräfte angemessen ist, hat stattgefunden (vgl. Frage 9 der PTVS*).
22.5	Ist die Flüssigkeitsversorgung angemessen im Rahmen der Einwirkungsmöglichkeiten der Pflegekräfte?	Die Prüfung, ob die individuelle Flüssigkeitsversorgung im Rahmen der Einwirkungsmöglichkeiten der Pflegekräfte angemessen ist, hat stattgefunden (vgl. Frage 12 der PTVS*).
22.6	Wird gemeinsam mit dem Pflegeempfänger	Die Prüfung, ob gemeinsam mit dem Pflegeempfänger und seinen Angehörigen ein

Nr.	Fragestellung	Messkriterium/Ziel
	und seinen Angehörigen ein individueller Maßnahmenplan zur Sicherung einer bedürfnisorientierten und bedarfsgerechten Ernährung erstellt, welcher Maßnahmen zur Unterstützung der Nahrungsaufnahme, zur Gestaltung der Umgebung, zu geeigneten, flexiblen Speise- und Getränkeangeboten und Darreichungsformen beinhaltet?	individueller Maßnahmenplan zur Sicherung einer bedürfnisorientierten und bedarfsgerechten Ernährung erstellt wurde, welcher Maßnahmen zur Unterstützung der Nahrungsaufnahme, zur Gestaltung der Umgebung, zu geeigneten, flexiblen Speise- und Getränkeangeboten und Darreichungsformen beinhaltet, hat stattgefunden. Dazu gehört die Einbindung von weiteren Fachexperten. (vgl. Frage 8/11 der PTVS* und die Prozess- und Ergebniskriterien P3/E3 im Expertenstandard Ernährungsmanagement zur Sicherstellung und Förderung der oralen Ernährung in der Pflege).
22.7	Wird die Selbstbestimmung und die Eigenaktivität des Pflegeempfängers fördernde Unterstützung sowie eine motivierende Interaktions- und Umgebungsgestaltung während der Mahlzeiten ermöglicht? Werden dabei besondere Gesundheitsprobleme berücksichtigt?	Die Prüfung, ob die Selbstbestimmung und die Eigenaktivität des Pflegeempfängers fördernde Unterstützung sowie eine motivierende Interaktions- und Umgebungsgestaltung während der Mahlzeiten ermöglicht wurde, hat stattgefunden. Ebenfalls erfolgte die Prüfung, ob besondere Gesundheitsprobleme berücksichtigt wurden. Das umfasst die Begleitung zum Speisesaal, ausreichend Zeit, personelle Kontinuität, erwünschte Tischgemeinschaften und Platz für Gehhilfen.
22.8	Wird beim Pflegeempfänger mit Ernährungssonde der Geschmackssinn angeregt?	Die Prüfung, ob beim Pflegeempfänger mit Ernährungssonde der Geschmackssinn angeregt wurde, hat stattgefunden (vgl. Frage 28 der PTVS*).
22.9	Wird bei Bedarf ein Flüssigkeitsbilanzierungsprotokoll nachweislich geführt?	Die Prüfung, ob bei Bedarf ein Flüssigkeitsbilanzierungsprotokoll nachweislich geführt wird, hat stattgefunden.
22.10	Wird bei Bedarf ein Ernährungsprotokoll nachweislich geführt?	Die Prüfung, ob bei Bedarf ein Ernährungsprotokoll nachweislich geführt wird, hat stattgefunden.
22.11	Sind der Pflegeempfänger und seine Angehörigen über die Entstehung und Folgen einer Mangelernährung sowie Möglichkeiten einer angemessenen Ernährung informiert und beraten sowie ggf. bereits Maßnahmen zur Umsetzung eingeleitet worden?	Die Prüfung, ob der Pflegeempfänger und seine Angehörigen über die Entstehung und Folgen einer Mangelernährung sowie Möglichkeiten einer angemessenen Ernährung informiert und beraten sowie ggf. bereits Maßnahmen zur Umsetzung eingeleitet worden sind, hat stattgefunden. (Vgl. Prozess- und Ergebniskriterien P6/E6 im Expertenstandard Ernährungsmanagement zur Sicherstellung und Förderung der oralen Ernährung in der Pflege)

Tab. 9.26: Modul 22: Nationaler Expertenstandard »Ernährungsmanagement zur Sicherstellung und Förderung der oralen Ernährung in der Pflege« – Fortsetzung

* in der Fassung vom 10.06.2013 basierend auf der Vereinbarung nach § 115 Abs. 1a Satz 6 und der Qualitätsprüfung nach § 114 Abs. 1 SGB XI

9.5.23 Modul 23: Nationaler Expertenstandard »Erhaltung und Förderung der Mobilität in der Pflege«

»Eine eingeschränkte Mobilität ist ein Risiko für pflegebedürftige Menschen. Sie kann zu einer erheblichen Beeinträchtigung der Lebensqualität bis hin zu einer Ortsfixierung und Bettlägerigkeit führen und mit dem Risiko weiterer gesundheitlicher Beeinträchtigungen (wie z. B. Dekubitus, Sturz) einhergehen. Durch eine regelmäßige Einschätzung der Mobilität, differenzierte Informations- und Edukationsangebote, eine motivierende und mobilitätsfördernde Umgebungsgestaltung, das Angebot sowie die Koordination zielgerichteter, die Eigenaktivität fördernder Maßnahmen kann zur Erhaltung und Förderung der Mobilität beigetragen werden. Eine so verstandene pflegerische Unterstützung hat gesundheitsfördernden Charakter. Die damit erreichte Mobilität hat eine große Bedeutung für die gesellschaftliche Teilhabe« (DNQP, 2014).

Dieses Modul (▶ Tab. 9.27) beschreibt pflegerische Qualitätskriterien, um das Ziel zu erreichen, dass jeder Pflegeempfänger eine pflegerische Unterstützung erhält, die zur Erhaltung und/oder zur Förderung der Mobilität beiträgt (vgl. DNQP, 2014).

Tab. 9.27: Modul 23: Nationaler Expertenstandard »Erhaltung und Förderung der Mobilität in der Pflege«

Nr.	Fragestellung	Messkriterium/Ziel
23	Erfolgte bei der Aufnahme und bei der gesundheitlichen Veränderung der mobilitätsrelevanten Einflussfaktoren die pflegefachliche Einschätzung zur Mobilität bzgl. Probleme, Wünsche und Ressourcen?	Die Prüfung, ob bei der Aufnahme und bei der gesundheitlichen Veränderung der mobilitätsrelevanten Einflussfaktoren die pflegefachliche Einschätzung zur Mobilität bzgl. Probleme, Wünsche und Ressourcen erfolgte, hat stattgefunden (vgl. Prozess- und Ergebniskriterien P1/E1 im Expertenstandard Erhaltung und Förderung der Mobilität in der Pflege).
23.1	Wurde ein individueller und multiprofessioneller Maßnahmenplan zur Erhaltung und Förderung der Mobilität durchgeführt?	Die Prüfung, ob ein individueller und multiprofessioneller Maßnahmenplan zur Erhaltung und Förderung der Mobilität durchgeführt wurde, hat stattgefunden (vgl. Prozess- und Ergebniskriterien P2/E2 im Expertenstandard Erhaltung und Förderung der Mobilität in der Pflege).
23.2	Wurde der individuelle und multiprofessionelle Maßnahmenplan zur Erhaltung und Förderung der Mobilität evaluiert und ggf. angepasst?	Die Prüfung, ob der individuelle und multiprofessionelle Maßnahmenplan zur Erhaltung und Förderung der Mobilität evaluiert und ggf. angepasst wurde, hat stattgefunden (vgl. Prozess- und Ergebniskriterien P5/E5 im Expertenstandard Erhaltung und Förderung der Mobilität in der Pflege).
23.3	Wurden dem Pflegeempfänger und ggf. seinen Angehörigen Informationen, Beratung und Anleitung unter Berücksichtigung der bei der Ein-	Die Prüfung, ob dem Pflegeempfänger und ggf. seinen Angehörigen Informationen, Beratung und Anleitung unter Berücksichtigung der bei der Einschätzung identifizierten Probleme, Wünsche und Ressourcen angeboten wurden, hat stattgefunden

Nr.	Fragestellung	Messkriterium/Ziel
	schätzung identifizierten Probleme, Wünsche und Ressourcen angeboten?	(vgl. Prozess- und Ergebniskriterien P3/E3 im Expertenstandard Erhaltung und Förderung der Mobilität in der Pflege).
23.4	Wurden dem Pflegeempfänger kontinuierlich Angebote zur Erhaltung und Förderung der Mobilität vorgeschlagen und bei Akzeptanz durchgeführt?	Die Prüfung, ob dem Pflegeempfänger kontinuierlich Angebote zur Erhaltung und Förderung der Mobilität vorgeschlagen und bei Akzeptanz durchgeführt wurden, hat stattgefunden (vgl. Prozess- und Ergebniskriterien P4/E4 im Expertenstandard Erhaltung und Förderung der Mobilität in der Pflege).

Tab. 9.27: Modul 23: Nationaler Expertenstandard »Erhaltung und Förderung der Mobilität in der Pflege« – Fortsetzung

9.5.24 Modul 24: Strukturierte Informationssammlung (SIS)

Im Rahmen des Projekts zur Entbürokratisierung der Pflegedokumentation wurde ein neues Strukturmodell geschaffen. Die Ziele der entbürokratisierten Pflegedokumentation sind die Rückbesinnung auf die fachliche Kompetenz der Pflegefachkräfte sowie die Konzentration auf die Perspektive des Pflegeempfängers. Durch den Dokumentationsansatz werden pflegerische Risiken übersichtlich erfasst und Phänomene in einem breiteren fachlichen Konsens pflegefachlich eingeschätzt (vgl. Beikirch et al, 2014, S. 7–8).

Die Anwendung dieses Moduls (▶ Tab. 9.28) ist nur zu empfehlen, wenn die Pflegeeinrichtung das gesamte Strukturmodell bereits implementiert hat.

Nr.	Fragestellung	Messkriterium/Ziel
24	Wurden die Aussagen des Pflegeempfängers bzw. der Angehörigen/Betreuer zur Fragestellung, was sie im Augenblick bewegt bzw. wie sie die aktuelle Situation empfinden, im Originaltext wiedergegeben?	Prüfung, ob die Aussagen des Pflegeempfängers bzw. der Angehörigen/Betreuer zur Fragestellung, was sie im Augenblick bewegt bzw. wie sie die aktuelle Situation empfinden, im Originaltext wiedergegeben wurde, hat stattgefunden.
24.1	Wurde das 1. Themenfeld »Kognitive und kommunikative Fähigkeiten« entsprechend der Gesundheitssituation des Pflegeempfängers erhoben und wurden die daraus relevanten Pflegethemen abgeleitet?	Prüfung, ob im 1. Themenfeld »Kognitive und kommunikative Fähigkeiten« entsprechend der Gesundheitssituation des Pflegeempfängers die daraus resultierenden/ relevanten Pflegethemen erhoben wurden, hat stattgefunden, z. B. zur zeitlichen, persönlichen und örtlichen Orientierung.
24.2	Wurde das 2. Themenfeld »Mobilität und Beweglichkeit« ent-	Prüfung, ob im 2. Themenfeld »Mobilität und Beweglichkeit« entspre-

Tab. 9.28: Modul 24: Strukturierte Informationssammlung (SIS)

Tab. 9.28:
Modul 24: Strukturierte Informationssammlung (SIS) – Fortsetzung

Nr.	Fragestellung	Messkriterium/Ziel
	sprechend der Gesundheitssituation des Pflegeempfängers erhoben und wurden die daraus relevanten Pflegethemen abgeleitet?	chend der Gesundheitssituation des Pflegeempfängers die daraus resultierenden/relevanten Pflegethemen erhoben wurden, hat stattgefunden, z. B. Bewegungsmöglichkeiten innerhalb und außerhalb der Wohnung, des Zimmers oder des Hauses.
24.3	Wurde das 3. Themenfeld »Krankheitsbezogene Anforderungen und Belastungen« entsprechend der Gesundheitssituation des Pflegeempfängers erhoben und wurden die daraus relevanten Pflegethemen abgeleitet?	Prüfung, ob im 3. Themenfeld »Krankheitsbezogene Anforderungen und Belastungen« entsprechend der Gesundheitssituation des Pflegeempfängers die daraus resultierenden/relevanten Pflegethemen erhoben wurden, hat stattgefunden, z. B. aufgrund von Herz- und Kreislauferkrankungen, Atemproblemen.
24.4	Wurde das 4. Themenfeld »Selbstversorgung« entsprechend der Gesundheitssituation des Pflegeempfängers erhoben und wurden die daraus relevanten Pflegethemen abgeleitet?	Prüfung, ob im 4. Themenfeld »Selbstversorgung« entsprechend der Gesundheitssituation des Pflegeempfängers die daraus resultierenden/relevanten Pflegethemen erhoben wurden, hat stattgefunden, z. B. Körperpflege, Ankleiden, Ausscheidung, Essen und Trinken.
24.5	Wurde das 5. Themenfeld »Leben in Sozialen Beziehungen« entsprechend der Gesundheitssituation des Pflegeempfängers erhoben und wurden die daraus relevanten Pflegethemen abgeleitet?	Prüfung, ob im 5. Themenfeld »Leben in Sozialen Beziehungen« entsprechend der Gesundheitssituation des Pflegeempfängers die daraus resultierenden/relevanten Pflegethemen erhoben wurden, hat stattgefunden, z. B. Freunde, Familie oder Aktivitäten im näheren Umfeld.
24.6	Wurde das Themenfeld 6a »Haushaltsführung (ambulant)« entsprechend der Gesundheitssituation des Pflegeempfängers erhoben und wurden die daraus relevanten Unterstützungsthemen abgeleitet?	Prüfung, ob im Themenfeld 6a »Haushaltsführung (Ambulant)« entsprechend der Gesundheitssituation des Pflegeempfängers geprüft und inwieweit ein Leben im eigenen Haus/Wohnung möglich ist bzw. welcher Unterstützungsbedarf besteht beschrieben wurde, hat stattgefunden.
24.7	Wurde das Themenfeld 6b »Wohnen und Häuslichkeit (stationär)« entsprechend der Gesundheitssituation des Pflegeempfängers erhoben und wurden die daraus relevanten Unterstützungsthemen abgeleitet?	Prüfung, ob im Themenfeld 6b »Wohnen und Häuslichkeit (Stationär)« entsprechend der Gesundheitssituation des Pflegeempfängers geprüft und inwieweit der Pflegeempfänger seine Bedürfnisse und Bedarfe im Hinblick auf Wohnen und Häuslichkeit in der Pflegeeinrichtung umsetzen kann be-

9.5 Beschreibungen der Einzelmodule

Tab. 9.28: Modul 24: Strukturierte Informationssammlung (SIS) – Fortsetzung

Nr.	Fragestellung	Messkriterium/Ziel
		schrieben wurde, hat stattgefunden.
24.8	Wurden in den einzelnen Themenfeldern relevante biografische Informationen erhoben?	Prüfung, ob in den einzelnen Themenfeldern relevante biografische Informationen erhoben wurden, hat stattgefunden.
24.9	Wurde das Risiko/Phänomen »Dekubitus« pflegefachlich bewertet und bei Bedarf eine weitere Einschätzung vorgenommen?	Prüfung, ob das Risiko/Phänomen »Dekubitus« pflegefachlich bewertet und ob bei Bedarf eine weitere Einschätzung vorgenommen wurde, hat stattgefunden.
24.10	Wurde das Risiko/Phänomen »Sturz« pflegefachlich bewertet und bei Bedarf eine weitere Einschätzung vorgenommen?	Prüfung, ob das Risiko/Phänomen »Sturz« pflegefachlich bewertet und bei Bedarf eine weitere Einschätzung vorgenommen wurde, hat stattgefunden.
24.11	Wurde das Risiko/Phänomen »Inkontinenz« pflegefachlich bewertet und bei Bedarf eine weitere Einschätzung vorgenommen?	Prüfung, ob das Risiko/Phänomen »Inkontinenz« pflegefachlich bewertet und bei Bedarf eine weitere Einschätzung vorgenommen wurde, hat stattgefunden.
24.12	Wurde das Risiko/Phänomen »Schmerz« pflegefachlich bewertet und bei Bedarf eine weitere Einschätzung vorgenommen?	Prüfung, ob das Risiko/Phänomen »Schmerz« pflegefachlich bewertet und bei Bedarf eine weitere Einschätzung vorgenommen wurde, hat stattgefunden.
24.13	Wurden weitere potenzielle Risiken/Phänomene pflegefachlich bewertet und bei Bedarf eine weitere Einschätzung vorgenommen?	Prüfung, ob weitere potenzielle Risiken/Phänomene pflegefachlich bewertet und ob bei Bedarf eine weitere Einschätzung vorgenommen wurde, hat stattgefunden.
24.14	Werden bei einem festgestellten Risiko Maßnahmen zur Prävention geplant und durchgeführt?	Prüfung, ob bei einem festgestellten Risiko Maßnahmen zur Prävention geplant und durchgeführt werden, hat stattgefunden.
24.15	Wurde die pflegefachliche Einschätzung zu den individuellen pflegerischen Risiken aus den Informationen in den Themenfeldern nachvollziehbar abgeleitet?	Prüfung, ob die pflegefachliche Einschätzung zu den individuellen pflegerischen Risiken aus den Informationen in den Themenfeldern nachvollziehbar abgeleitet wurde, hat stattgefunden.
24.16	Werden Pflege, Betreuung und individuelle Wünsche aus der Sichtweise des Pflegeempfängers und entsprechend der Gesundheitssituation dokumentiert?	Prüfung, ob Pflege, Betreuung und individuelle Wünsche aus der Sichtweise des Pflegeempfängers und entsprechend der Gesundheitssituation dokumentiert wurden, hat stattgefunden.

Tab. 9.28:
Modul 24: Strukturierte Informationssammlung (SIS) – Fortsetzung

Nr.	Fragestellung	Messkriterium/Ziel
24.17	Im Falle, dass die pflegefachliche Einschätzung nicht mit der eigenen Einschätzung des Pflegeempfängers übereinstimmt, wurde dann der Originaltext ungefiltert in der Dokumentation zitiert?	Die Prüfung hat stattgefunden, ob die ungefilterte Dokumentation im Originaltext zitiert wurde, falls die pflegefachliche Einschätzung nicht mit der eigenen Einschätzung des Pflegeempfängers übereingestimmt hat.
24.18	Wurde ein Aushandlungsprozess beschrieben für den Fall, dass zwischen dem Pflegeempfänger und der fachlichen Beobachtung Differenzen bestehen?	Prüfung, ob ein Aushandlungsprozess beschrieben wurde für den Fall, dass zwischen dem Pflegeempfänger und der fachlichen Beobachtung Differenzen bestehen, hat stattgefunden.
24.19	Wurden routinemäßige und wiederkehrende Abläufe in der grundpflegerischen Versorgung handlungsleitend beschrieben?	Prüfung, ob routinemäßige und wiederkehrende Abläufe in der grundpflegerischen Versorgung handlungsleitend beschrieben wurden, hat stattgefunden.
24.20	Konzentrieren sich die Eintragungen im Berichtblatt nur auf die Abweichungen vom individuellen Maßnahmenplan (Immer-so-Routinen)?	Prüfung, ob sich die Eintragungen im Berichtblatt nur auf die Abweichungen vom individuellen Maßnahmenplan (Immer-so-Routinen) konzentrieren, hat stattgefunden.
24.21	Wurde die pflegefachliche Beratung zu den Risikopotentialen und relevanten Pflegethemen durchgeführt?	Prüfung, ob die pflegefachliche Beratung zu den Risikopotentialen und relevanten Pflegethemen durchgeführt wurde, hat stattgefunden.
24.22	Wurden Veränderungen des Gesundheitszustandes des Pflegeempfängers zuerst im Pflegebericht beschrieben?	Prüfung, ob die Veränderungen des Gesundheitszustandes des Pflegeempfängers zuerst im Pflegebericht beschrieben wurden, hat stattgefunden.
24.23	Wurden die individuellen Pflegemaßnahmen bei Veränderungen des Gesundheitszustandes des Pflegeempfängers basierend auf dem Pflegebericht evaluiert?	Prüfung, ob die individuellen Pflegemaßnahmen bei Veränderungen des Gesundheitszustandes des Pflegeempfängers basierend auf dem Pflegebericht evaluiert wurden, hat stattgefunden.
24.24	Wurde die Informationssammlung evaluiert basierend auf den vorherigen Anpassungen der individuellen Pflegemaßnahmen?	Prüfung, ob die Informationssammlung basierend auf der vorherigen Anpassung der individuellen Pflegemaßnahmen evaluiert wurde, hat stattgefunden.

9.6 Durchführung der modularen Pflegevisite

Die modulare Pflegevisite© Version 2.0
Ein Instrument zur Qualitätssicherung von Pflege- und Betreuungsleistungen mit statistischer Auswertung für den Pflegeprozess

Einrichtungsträger:

Einrichtung:

Bereich/ Station/ Tour:

Pflegeempfänger:

Pflegegrad:

Zuständige Bezugspflegekraft:

An der Pflegevisite beteiligte Personen:

Visiteur:

Datum:

Ausgewertet/ Besprochen mit:

www.modularepflegevisite.de

Abb. 9.4:
Deckblatt modulare Pflegevisite

Im Deckblatt (▶ Abb. 9.4) der modularen Pflegevisite werden die verschiedenen Informationen zum Träger, zur Pflegeeinrichtung und dem Bereich, der Station oder der Tour eingetragen. Zusätzlich werden die Stammdaten des Pflegeempfängers sowie der Name der Pflegebezugskraft dokumentiert. Im weiteren Verlauf werden Angaben zum Visiteur, zu an der modularen Pflegevisite beteiligten Personen sowie das

Datum der Durchführung eingetragen. Abschließend kann festgehalten werden, mit welchen Pflegekräften die modulare Pflegevisite ausgewertet wurde.

9.7 Handlungsaufträge als Maßnahmenbeschreibung zur Behebung der kritischen Befunde

Der Handlungsauftrag zur Behebung eines kritischen Befundes ist als eine verbindliche Maßnahmenbeschreibung zu verstehen. Im Handlungsauftrag wird aufgeführt, welche Maßnahmen einzuleiten bzw. umzusetzen sind, um den kritischen Befund zu beheben. Die Handlungsaufträge können Einzelmaßnahmen, z. B. die Erhebung des Dekubitusrisikos anhand der Braden-Skala, oder auch generalistische Maßnahmen wie z. B. eine allgemeine Information über die fachliche Anwendung des Lagerungs- und Bewegungsplans in einer Teamsitzung sein. Wird während der Durchführung der modularen Pflegevisite eine akute Gefährdungssituation oder ein konkretes Gefährdungspotenzial festgestellt, so muss der Visiteur sofortige Maßnahmen zur Reduzierung der Gefährdung einleiten, selbst durchführen oder verantwortlich delegieren.

9.8 Festlegung von Verantwortlichkeiten und Zielterminen

Die Festlegung von konkreten namensbezogenen Verantwortlichkeiten ist für die Umsetzung der Handlungsaufträge sehr wichtig. In der Regel wird die Pflegebezugskraft genannt, da sie verantwortlich für den Pflegeprozess des Pflegeempfängers, Patienten bzw. Kunden ist. Somit ist gewährleistet, dass es für die Umsetzung der Handlungsaufträge einen konkreten Ansprechpartner gibt. Die Nennung von Zielterminen gibt einerseits dem Verantwortlichen einen zeitlichen Freiraum für die Durchführung der Handlungsaufträge und andererseits eine Verbindlichkeit, bis zu welchem Zeitpunkt die Maßnahmen nachweislich umzusetzen sind.

9.9 Statistische Auswertung und Erhebung der Kennzahlen

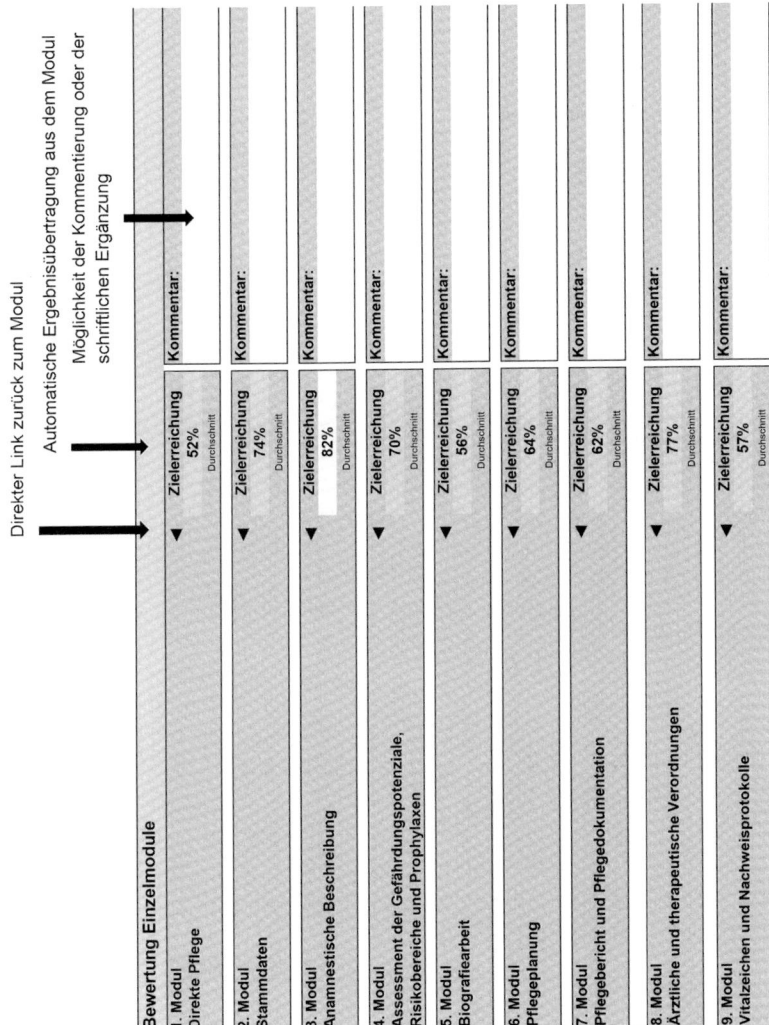

Abb. 9.5: Bewertung Einzelmodule

Die statistische Auswertung in Prozentangaben wird nach der Eingabe des Erfüllungsgrades der einzelnen Fragestellungen in den Modulen automatisch errechnet. Die Zwischenbewertung des Moduls ist innerhalb der Modulvorlage am Ende dargestellt. Alle Zwischenbewertungen werden auf der Seite »Bewertungen« automatisch übernommen und übersichtlich dargestellt. Eine Gesamtbewertung aller ausgewählten Einzelmodule wird ebenfalls automatisch errechnet. Diese Gesamtbewertung (▶ Abb. 9.5 und 9.6) dient als Trendanzeige, da grundsätzlich detaillierte Er-

9 Anwendung der modularen Pflegevisite

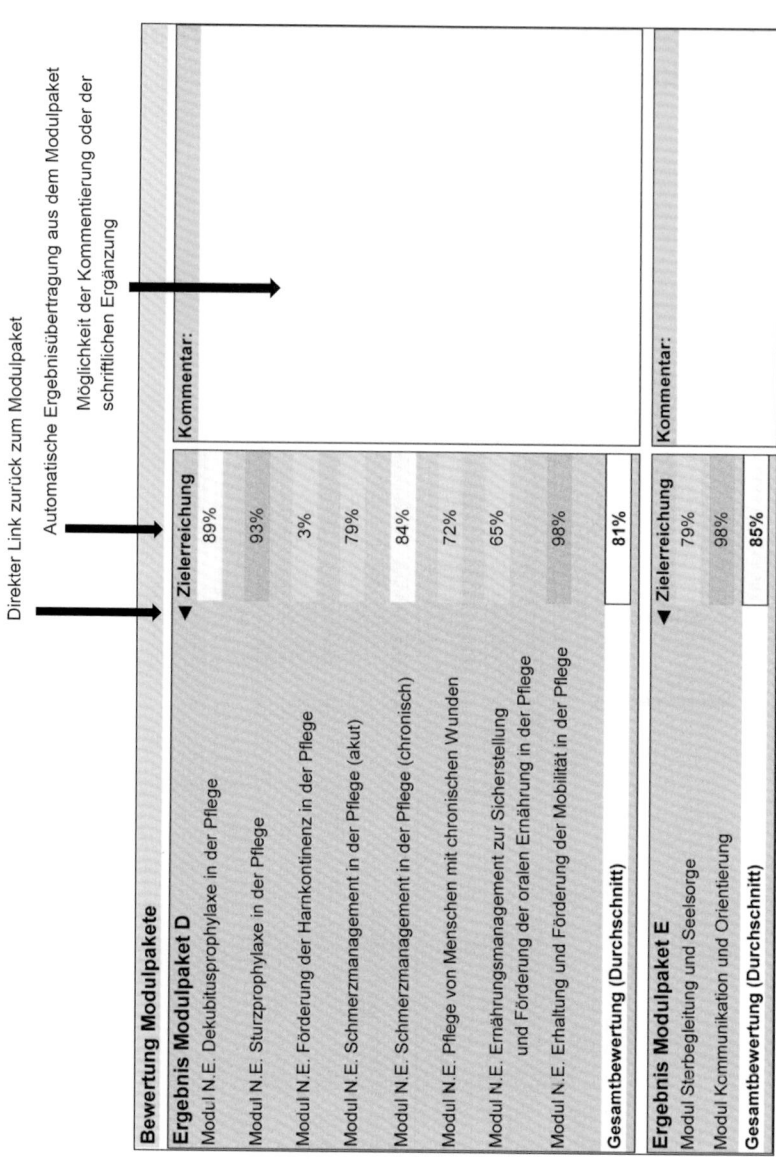

Abb. 9.6: Bewertung Modulpakete

kenntnisse nur aus den Einzelangaben innerhalb der Module abgeleitet werden können. Nur modulare Pflegevisiten, welche die gleichen Module beinhalten und die gleiche Gewichtung der Fragestellungen haben, sind vergleichbar bzw. können im Verlauf miteinander verglichen werden.

Dem Modul entsprechend wird der Grad der Zielerreichung der Anforderungen aus den jeweiligen Fragestellungen in Prozent grafisch angezeigt. Der genaue Prozentwert wird zusätzlich über ein grafisches Balkendiagramm dargestellt. Unter dem grafischen Balkendiagramm findet sich eine durchlaufende Nummer. Entsprechend dieser Num-

9.9 Statistische Auswertung und Erhebung der Kennzahlen

mern sind die einzelnen Modulnamen unter der grafischen Darstellung aufgelistet (▶ Abb. 9.7).

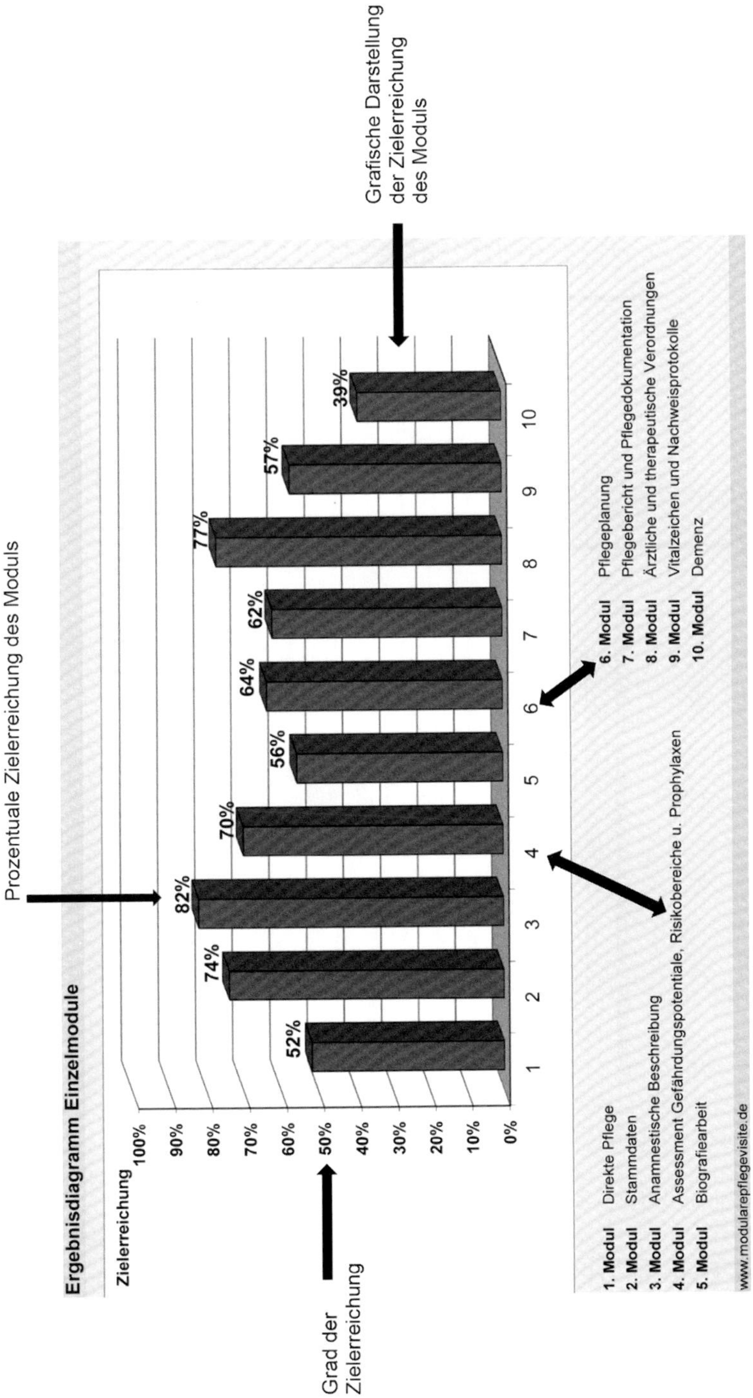

Abb. 9.7: Beispielhaftes Ergebnisdiagramm Einzelmodule

Abb. 9.8: Beispielhaftes Ergebnisdiagramm Modulpakete

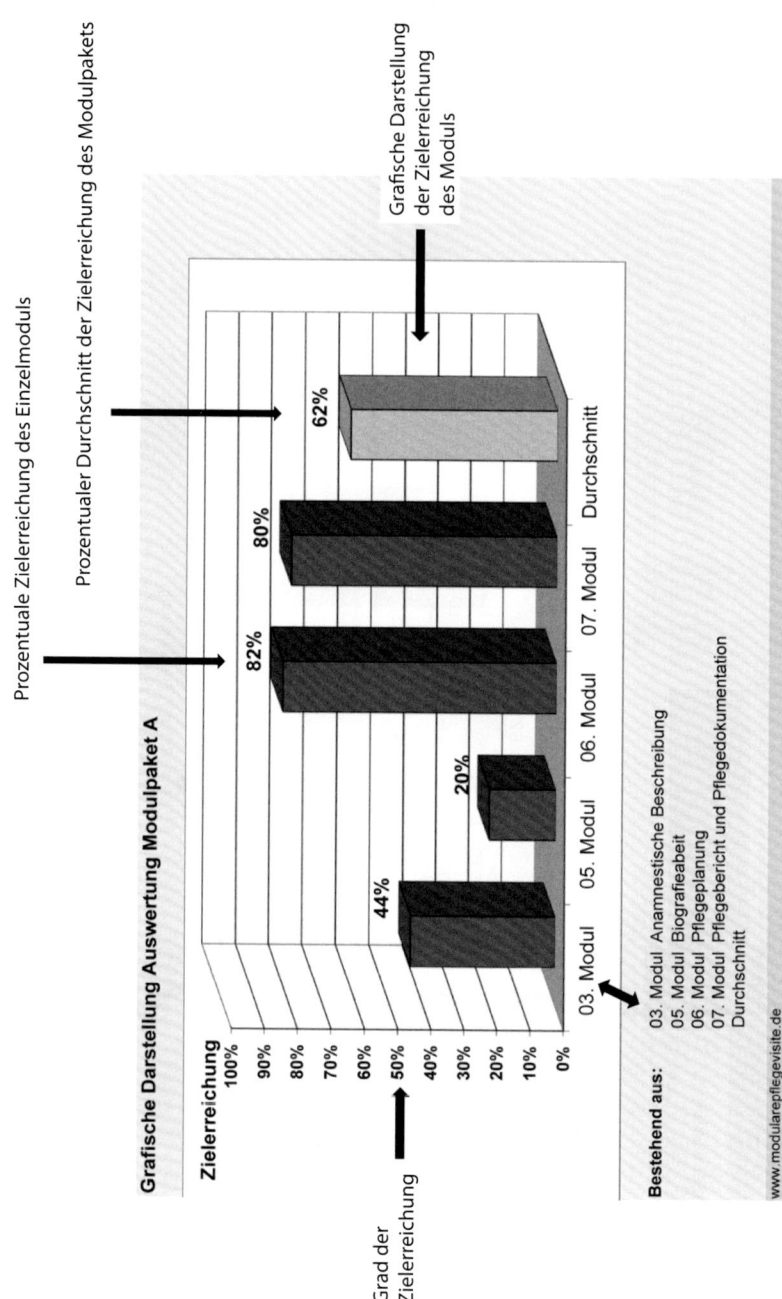

Die grafische Darstellung der Modulpaktauswertung ist analog der grafischen Darstellung der Einzelmodule aufgebaut (▶ Abb. 9.8). Dem Modulpaket entsprechend wird der Grad der Zielerreichung der Anforderungen aus den jeweiligen Fragestellungen in Prozent grafisch angezeigt. Der genaue Prozentwert wird zusätzlich über ein grafisches Balkendiagramm dargestellt. Unter dem grafischen Balkendiagramm findet sich eine durchlaufende Nummer. Entsprechend dieser Nummern sind die einzelnen Modulnamen unter der grafischen Darstellung aufgelistet. Folgend wird exemplarisch die grafische Darstellung des Modulpakets A präsentiert.

Mit dem neuen Modul Analyseinstrument für die Dateneingabe von mehreren Pflegevisiten können Qualitätsentwicklungen in der Pflege kontinuierlich beobachtet und es kann zeitnah reagiert werden. Die Analyse bietet dabei folgende Möglichkeiten:

- Gesamtauswertung aller modularen Pflegevisiten mit allen gewählten Modulen,
- Gesamtauswertung aller modularen Pflegevisiten bezogen auf ein ausgewähltes Modul,
- Gesamtauswertung aller modularen Pflegevisiten bezogen auf einen Bereich, eine Station oder Tour und
- Gesamtauswertung aller modularen Pflegevisiten pro Monat oder für eine definierte Zeitperiode.

9.10 Ergebnisauswertung und -besprechung

Der Visiteur legt die Ergebnisse der modularen Pflegevisite im persönlichen Gespräch mit der Pflegebezugsfachkraft dar. Die Handlungsaufträge, um die kritischen Befunde zu beseitigen, sowie inhaltliche Fragen werden geklärt und Entwicklungsthemen angesprochen. Der Visiteur steht der Pflegebezugskraft während der Umsetzung der Handlungsaufträge kollegial beratend zur Verfügung. Die Pflegebezugskraft meldet nachweislich dem Visiteur die vollständige Umsetzung der Handlungsaufträge zurück. Erst mit dieser Rückmeldung und anschließender Überprüfung der Umsetzung durch den Visiteur ist die modulare Pflegevisite als vollständig durchgeführt anzusehen.

10 Bedeutung und Darstellung der Kennzahlen aus der modularen Pflegevisite

Heutzutage sind ambulante und stationäre Pflegeeinrichtungen komplexe Organisationsformen. Der Kernbereich Pflege als zentraler Erfolgsfaktor muss analysiert und gelenkt werden können. Dies erfolgt zunehmend mit pflegerischen Kennzahlen. Die modulare Pflegevisite ist ein Instrument, das pflegerische Kennzahlen zur Verfügung stellt. Zusätzlich zur automatischen Berechnung der Ergebnisse jeder modularen Pflegevisite werden diese statistischen Werte berechnet:

- Durchschnitt (Summe aller Ergebniswerte dividiert durch Anzahl der Messwerte)
- Median (der Wert, der bei einer Auflistung und der Größe entsprechenden Sortierung von Zahlenwerten an der mittleren Stelle steht)
- Spannweite (Die Differenz zwischen dem größten und dem kleinsten Ergebnis)
- Standardverteilung (Das Streuungsmaß der eingegebenen Ergebnisse)

(vgl. Bartholomeyczik et al., 2008, S. 3, 104-105, 665).

Mit der Auswertung der modularen Pflegevisiten (Version 2.0) können umfangreiche quantitative Kennzahlen erhoben werden, zum Beispiel:

- die Anzahl der durchgeführten modularen Pflegevisiten,
- der Erfüllungsgrad und die Ergebnisse einzelner Module oder Modulpakete,
- Ergebnisse für einen speziellen Bereich oder für die gesamte Pflegeeinrichtung und
- der Erfüllungsgrad und die Ergebnisse bezogen auf einen Monat oder im zeitlichen Verlauf.

Auf Grundlage dieser Pflegekennzahlen können für die Pflegeeinrichtung quantitative Ergebnisse dargestellt und qualitative Aussagen abgeleitet sowie interpretiert werden, wie zum Beispiel:

- Aufgrund intensiver Schulungen aller Pflegefachkräfte in der Pflegeeinrichtung zum nationalen Expertenstandard »Dekubitusprophylaxe in der Pflege« konnte die Umsetzung der geforderten Maßnahmen aus dem Expertenstandard im Folgejahr nachweislich durch die modulare Pflegevisite bestätigt werden.

- Ein Wohnbereich kann nach verschiedenen Initiativen und Projekten zur Sturzprävention im Vergleich zu den anderen Wohnbereichen jetzt gleich gute Ergebnisse im Modul Nationaler Expertenstandard »Sturzprophylaxe in der Pflege« erzielen.
- Auswertung der Aufnahme und Integration von neuen Pflegeempfängern in die stationäre Pflegeeinrichtung.

Nachwort

Die Qualitätsanforderungen an die klinischen, stationären und ambulanten Einrichtungen im Gesundheitswesen sind bereits auf einem hohen Niveau. Durch die Gesetzgebung, erhöhte Kundenanforderungen sowie die steigende Mitbewerbersituation im Gesundheitsmarkt werden die Qualitätsanforderungen weiterhin steigen.

Durch die Pflege- und Bezugswissenschaften werden neue Erkenntnisse zur Verfügung gestellt, welche darauf warten, in die Praxis implementiert zu werden. Um diesen hohen Anforderungen gerecht zu werden, benötigt die Pflege eine tiefergehende Professionalisierung, auf einem hohen Niveau ausgebildete Pflegefachkräfte sowie wirksame und praxisorientierte Instrumente. Die modulare Pflegevisite ist ein Instrument zur Qualitätssicherung und leistet hierfür einen Beitrag.

Externe Kontrollen durch verschiedene Institutionen können bis zu einem bestimmten Grad zu Qualitätssteigerungen beitragen. Sie können jedoch nur eine Tagesaufnahme der Komplexität und einen Ausschnitt aus dem ganzen Qualitätsbild aufzeigen. Eine Intensivierung von externen Kontrollen oder sogar ein Wettbewerb zwischen zwei Prüfinstitutionen führt jedoch zu keinen nennenswerten positiven Veränderungen mehr. Die Kontrollen werden dann nicht mehr als eine Möglichkeit zur Verbesserung angesehen, sondern nur als eine zusätzliche Belastung. Daher gilt es, eine sinnvolle Kombination aus internen und externen Qualitätssicherungsmaßnahmen zu finden, die nachweislich zu spürbaren und messbaren Qualitätssteigerungen beitragen. Das oberste Ziel sollte jedoch die Lebensqualität für jeden einzelnen Menschen darstellen.

Qualität kann nicht kostenlos sein. Wenn ein Interesse an wirklichen Qualitätssteigerungen in der Pflege besteht, die an den Bedürfnissen des Menschen und an einer hohen Pflegequalität messbar werden sollen, dann müssen jetzt die hierfür nötigen Rahmenbedingungen geschaffen werden. Dies ist ein Auftrag an die Politik, die Gesellschaft und alle Akteure im Gesundheitswesen.

Literatur

Augurzky, B./Krolop, S./Schmidt, H. (2008). Preisdruck und Insolvenzgefahr. Pflegemarktprognose bis 2020. In: Altenheim 48 (3), S. 24–26.

Bartholomeyczik, S./Linhart, M./Mayer, Ha./Mayer, He. (2008): Lexikon der Pflegeforschung. Begriffe aus Forschung und Theorie. Urban & Fischer. München

Bayerisches Staatsministerium für Arbeit und Sozialordnung, Familie und Frauen (StMAS) (2006). Leitfaden des Bayerischen Landespflegeausschusses. Verantwortungsvoller Umgang mit freiheitsentziehenden Maßnahmen in der Pflege. München.

Behrens, J./Langer, G. (2006). Evidence-based Nursing and Caring. Interpretativhermeneutische und statistische Methoden für tägliche Pflegeentscheidungen. Vertrauensbildende Entzauberung der Wissenschaft. 2. Aufl. Bern: Hans Huber.

Beikirch, E./Kämmer, K./Roes, M. (2014): »Handlungsanleitung zur praktischen Anwendung des Strukturmodells (ambulant/stationär), der integrierten Strukturierten Informationssammlung (SIS) mit der Matrix zur Risikoeinschätzung, der Maßnahmenplanung und der Evaluation sowie mit Hinweisen zum Handlungsbedarf auf der betrieblichen Ebene«. Büro des Beauftragten der Bundesregierung für die Belange der Patientinnen und Patienten und Bevollmächtigten für Pflege. Berlin. www.patientenbeauftragter.de, Abruf: 17.08.2016

Birker, K. (2003). Projektmanagement. Lehr- und Arbeitsbuch für die Aus- und Weiterbildung. 3. Aufl. Berlin: Cornelsen.

Brauer, J.-P. (2007). DIN EN ISO 9000:2000 ff. umsetzen. 4. Aufl. München: Carl Hanser.

Braun, S./Weiler, T. (2007). Qualitätsmanagement. Dimensionen von Qualität. In: Rosenthal T., Frommelt M., Lerner D., Müller J., Roes R., Schmidt R., Thiele G. (Hrsg.). Management Handbuch Pflege. Heidelberg: Economica.

Bruhn, M. (1997). Qualitätsmanagement für Dienstleistungen – Grundlagen, Konzepte, Methoden. Berlin, Heidelberg, New York: Springer.

Bundesärztekammer (2008). Glossar Qualitätssicherung. http://www.bundesaerztekammer.de/page.asp? his=1.120.4716#O; Zugriff am 08.01.2008.

Bundesministerium für Familie, Senioren, Frauen und Jugend (BmFSFJ) (Hrsg.) (2007). Pflegedokumentation stationär. Das Handbuch für die Pflegeleitung. Rostock: Publikationsversand der Bundesregierung.

Crosby, P. (1989). Let's talk quality. New York: McGraw-Hill.

DBfK (2004). DBfK-Leitfaden zur Pflegevisite. Eine Arbeitshilfe für die Praxis. Potsdam: DBfK Berlin-Brandenburg.

Deming, E. (1986). Out of the crisis. 19. Aufl. McGraw-Hill Inc., US.

Deming (2008). Deming EFQM Management in Deutschland. http://www.deming.de/Deming/Deming.html; Abruf: 08.01.2008.

Deutsches Netzwerk für Qualitätsentwicklung in der Pflege (Hrsg.) (2017). Nationaler Expertenstandard Dekubitusprophylaxe in der Pflege. Osnabrück: FH Osnabrück.

Deutsches Netzwerk für Qualitätsentwicklung in der Pflege (Hrsg.) (2011). Schmerzmanagement in der Pflege bei akuten Schmerzen. Osnabrück: FH Osnabrück.

Deutsches Netzwerk für Qualitätsentwicklung in der Pflege (Hrsg.) (2015). Schmerzmanagement in der Pflege bei chronischen Schmerzen. Osnabrück: FH Osnabrück.
Deutsches Netzwerk für Qualitätsentwicklung in der Pflege (Hrsg.) (2013). Nationaler Expertenstandard Sturzprophylaxe in der Pflege. Osnabrück: FH Osnabrück.
Deutsches Netzwerk für Qualitätsentwicklung in der Pflege (Hrsg.) (2014). Nationaler Expertenstandard Förderung der Harnkontinenz in der Pflege. Osnabrück: FH Osnabrück.
Deutsches Netzwerk für Qualitätsentwicklung in der Pflege (Hrsg.) (2015). Nationaler Expertenstandard Pflege von Menschen mit chronischen Wunden. Osnabrück: FH Osnabrück.
Deutsches Netzwerk für Qualitätsentwicklung in der Pflege (Hrsg.) (2017). Nationaler Expertenstandard Ernährungsmanagement zur Sicherstellung und Förderung der oralen Ernährung in der Pflege. Osnabrück: FH Osnabrück.
Deutsches Netzwerk für Qualitätsentwicklung in der Pflege (Hrsg.) (2014). Expertenstandard nach § 113a SGB XI Erhaltung und Förderung der Mobilität in der Pflege. Abschlussbericht Osnabrück: FH Osnabrück.
Deutsches Wörterbuch (1996). Mit der geltenden und der neuen Rechtschreibung. Die amtlichen Regeln mit Erläuterungen für die Schreibpraxis. Bergisch Gladbach: Honos.
DIN EN ISO 9000 (2005). Qualitätsmanagementsysteme – Grundlagen und Begriffe (ISO 9000:2005). Dreisprachige Fassung EN ISO 9000:2005, Ausgabe Dezember. Berlin: Beuth.
DIN EN ISO 9004 (1992). Qualitätsmanagementsysteme und Elemente eines Qualitätssicherungssystems. In: Deutsches Institut für Normung e. V. (Hrsg.). Leitfaden für Dienstleistungen, deutschsprachige Fassung DIN EN ISO 9004, Ausgabe Juni. Berlin: Beuth.
DIN EN ISO 9004:2008 (2009). Leiten und Lenken für den nachhaltigen Erfolg einer Organisation – Ein Qualitätsmanagementansatz. Ausgabe Dezember. Deutsches Institut für Normung e. V. (Hrsg.). Berlin: Beuth.
Dollichon, S. (1996). Alter und Sterben/Tod. München: Grin.
Donabedian, A. (1980). Basic approaches to Assessment: Structure, Process, and Outcome. In: The Definition of Quality and Approaches to its Assessment: Explorations in Quality Assessment and Monitoring. Ann Arbor, Michigan: Volume Health Administration Press.
Donabedian, A. (1981). The Criteria and Standards of Quality. Explorations in Quality Assessment and Monitoring Series. Vol. 2. Foundation of the Amer College.
Egenolf-Stohr, R./Christian, A. (2010). Die Fäden zusammenführen. Das Projekt »Kundenorientierte Pflegeplanung (KOPP)«. In: Altenpflege 35 (2), S. 39–40.
Elsbernd, A. (2007). Indikatorenentwicklung in der stationären Altenpflege. Explorative Untersuchung zur Bewertungs- und Steuerungsinstrumenten in der Praxis. Stuttgart: Diakonisches Werk Württemberg e. V.
European Federation of Neurological Societies (EFNS), Waldemar G. et al. (2007). Diagnosis and management of Alzheimer's disease and other disorders associated with dementia. EFNS guideline. In: European Journal of Neurology 14, 1–26.
Fritsche, D. (2007). MDS-Qualitätsbericht bringt Pflege in die Schlagzeilen. In: Die Schwester, Der Pfleger 46 (10), S. 868.
Gassmann, O. (2005). Praxiswissen Projektmanagement. München, Wien: Carl Hanser.
Gesellschaft für Medizinische Ausbildung (GMS)/Sens, B./Fischer, B./Bastek, A./Eckardt, J./Kaczmarek, D./Paschen, U./Pietsch, B./Rath, S./Ruprecht, T./Thomeczek, C./Veit, C./Wenzlaff, P. (2007). Begriffe und Konzepte des Qualitätsmanagements. 3. Aufl. Düsseldorf: German Medical Science GMS Publishing House.

Gietl, G./Lobinger, W. (2009). Leitfaden für Qualitätsauditoren. Planung und Durchführung von Audits nach ISO 9001:2008. 3. Aufl. München: Carl Hanser.
Heering, C. (Hrsg.) (2006). Das Pflegevisiten-Buch. 2. Aufl. Bern: Hans Huber.
HeimG (1974). Heimgesetz in der Fassung der Bekanntmachung v. 31.10.2006, BGBl. I S. 2407.
Hoh, R. (2006). Pflegevisite als arbeitsprozessorientiertes Lernen. In: Heering C. (Hrsg.). Das Pflegevisiten-Buch. 2. Aufl. Bern: Hans Huber.
Jaster, H.-J. (Hrsg.) (1997). Qualitätssicherung im Gesundheitswesen. Stuttgart, New York: Thieme.
Jehne, I. (2008). Kriterien für gute Pflege fehlen. In: Neue Caritas 52 (5), S. 5.
Kamiske, G. F./Brauer, J. P. (1999). Qualitätsmanagement von A–Z. München, Wien: Carl Hanser.
Kämmer, K. (2001). Auf Visite kommen. In: Altenpflege 8, S. 28–30.
Ketting, M. (1999). Geschichte des Qualitätsmanagements. In: Masing W. (Hrsg.). Handbuch Qualitätsmanagement. München, Wien: Carl Hanser.
Knon, D./Ibel, H. (2005). Qualitätsmanagement in der Arztpraxis. München, Wien: Carl Hanser.
Kußmaul, J. (2007). Deduktive Praktibilitätsprüfung des Qualitätssicherungsinstruments der Mybes Wohnbereichs- und Pflegedokumentationsvisite. Aachen: Shaker.
Kußmaul, J. (2008). Die interne Pflegevisite. Entwicklung und vergleichende Prüfung eines Qualitätssicherungsinstruments. München: Grin.
Küster, J./Huber, E./Lippmann, R./Schmid, A./Schneider, E./Witschi, U./Wüst, R. (2006). Handbuch Projektmanagement. Berlin, Heidelberg: Springer.
Medizinische Dienst der Spitzenverbände der Krankenkassen e. V. (MDS) (Hrsg.) (2005). Grundsatzstellungnahme Pflegeprozess und Dokumentation. Handlungsempfehlungen zur Professionalisierung und Qualitätssicherung in der Pflege.
Mybes U. (2008). Grundlagenarbeit, Beratung und Fortbildung für die Praxis der Altenhilfe. http://www.buero-mybes.de/index.htm; Zugriff am 03.01.2008.
Oleksiw, K. (2007). Pflegevisite: Regelmäßige Besuche. In: Altenpflege 32 (12), S. 36.
Preißner, E. (2006). Projekterfolg durch Qualitätsmanagement. Projekte planen und sicher steuern. München, Wien: Carl Hanser.
Probst, H.-J./Haunerdinger M. (2001). Projektmanagement leicht gemacht. Wie behält man die Nerven, wenn alles schief geht? Frankfurt, Wien: Wirtschaftsverlag Ueberreuter.
Schelle, H. (2001). Projekte zum Erfolg führen. Projektmanagement systematisch und kompakt. 3. Aufl. München: Deutscher Taschenbuch Verlag.
Sens, B./Fischer, B./Bastek, A./Eckardt, J./Kaczmarek, D./Paschen, U./Pietsch, B./Rath, S./Ruprecht, T./Thomeczek, C./Veit, C./Wenzlaff, P. (2007). Begriffe und Konzepte des Qualitätsmanagements – 3. Auflage. GMS Med Inform Biom Epidemiol. http://www.egms.de/static/en/journals/mibe/2007-3/mibe00-0053.shtml Zugriff am 01.02.2011.
SGB XI (2008). Soziale Pflegeversicherung. Vereinbarung nach § 115 Abs. 1a Satz 6 SGB XI über die Kriterien der Veröffentlichung sowie die Bewertungssystematik der Qualitätsprüfungen nach § 114 Abs. 1 SGB XI sowie gleichwertiger Prüfergebnisse in der stationären Pflege- Pflege -Transparenzvereinbarung stationär (PTVS)- vom 17. Dezember 2008 in der Fassung vom 10.06.2013. https://www.gkvspitzenverband.de /media/dokumente/ pflegeversicherung/richtlinien__vereinbarungen__formulare/transparenzvereinbarungen-/pvts_neu_ab_2014_01_01stationaer/Pflege_PTVS_2013-06-10.pdf (Zugriff am 01.08.2016)
Swoboda, B. (2006). »Die Sicht der Dinge«. In: Altenpflege 31 (8), S. 43.
Weidlich, U. (2004). Qualitätssicherung und -management. In: Pflege Heute. Lehrbuch für Pflegeberufe. 3. Aufl. München: Urban & Fischer.

Welt Online (2007). Pflegeheime werden zum Risikoinvestment. http://www.welt.de/printwelt/article235808/Pflegeheime_werden_zum_Risikoinvestment.html; Zugriff am 04.11.2007.

Wildemann, H. (Hrsg.) (1994). Qualität und Produktivität. Erfolgsfaktoren im Wettbewerb. Frankfurter Allgemeine Zeitung.